Geschlechterforschung in der Medizin

Vera Regitz-Zagrosek
Judith Fuchs
(Hrsg.)

Geschlechterforschung in der Medizin

Ergebnisse des zweiten Berliner Symposiums an der Charité – Universitätsmedizin Berlin

PETER LANG
Frankfurt am Main · Berlin · Bern · Bruxelles · New York · Oxford · Wien

Bibliografische Information Der Deutschen Bibliothek
Die Deutsche Bibliothek verzeichnet diese Publikation in der Deutschen Nationalbibliografie; detaillierte bibliografische Daten sind im Internet über <http://dnb.ddb.de> abrufbar.

Abbildung auf dem Umschlag:
Koronararterien.
Abdruck mit freundlicher Genehmigung des
Humboldt-Spektrums.

ISBN 3-631-55252-1

www.peterlang.de

Inhaltsverzeichnis

Posterpreise

Workshop 'Integration von Gender in die medizinische Lehre'

Vera Regitz-Zagrosek, Judith Fuchs: Vorbemerkung

Geschlechterforschung in der Medizin – Wo stehen wir?

‚Frauen sind nicht einfach kleine Männer' und ‚Frauen sind anders krank', mit solchen Schlagzeilen wird seit einigen Jahren thematisiert, was in der Medizin immer mehr in das Blickfeld wandert: Frauen und Männer können nicht grundsätzlich gleich behandelt werden, denn Frauen weisen bei vielen Erkrankungen andere Beschwerdebilder auf als Männer und gehen anders mit sich und ihren Erkrankungen um. Die Integration geschlechtsspezifischer Aspekte in die medizinische Forschung, Lehre und Praxis ist daher eine Aufgabe, der sich auf nationaler und internationaler Ebene immer mehr Forscherinnen und Forscher, Klinikerinnen und Kliniker zuwenden.

Ergebnisse aus vielen medizinischen Teildisziplinen berichten von relevanten Unterschieden, die für eine qualitativ hochwertige Arbeit zu berücksichtigen sind. Ein Herzinfarkt beispielsweise äußert sich bei Frauen anders als bei Männern, sie weisen seltener die ‚charakteristischen' Anzeichen Brustschmerzen und Ausstrahlen in den linken Arm auf, sondern kommen mit unklaren Oberbauch- oder Rückenschmerzen in die Praxis. Bei nicht oder spät diagnostiziertem Herzinfarkt sind die Heilungschancen entsprechend schlechter.

Auch in vielen anderen Bereichen der medizinischen Forschung lassen sich entsprechende Hinweise finden, häufig findet aber Geschlecht keine Erwähnung in den Publikationen und es ist unklar, ob bei der Datenanalyse auf geschlechtsspezifische Unterschiede eingegangen wurde.

Zu beachten ist, dass zur Erklärung von Unterschieden nicht nur das biologische Geschlecht (‚sex'), sondern auch das soziale Geschlecht (‚gender'), also die gesellschaftlich geprägten Geschlechterrollen, herangezogen wird. Beide sind von Bedeutung für die Medizin: das biologische Geschlecht, wenn es um (vererbbare) Eigenschaften geht, die genetisch definiert sind und das soziale Geschlecht für Eigenschaften, die gesellschaftlich geprägt sind (‚typisch Mann' – ‚typisch Frau'). Als Einflussfaktoren auf Gesundheit und Krankheit sind sie als ein Kontinuum vorstellbar, die berücksichtigt werden wollen.

Mit einem solchen Ansatz kann der individuellen und geschlechtsspezifischen Situation der Patientinnen und Patienten und den damit verbundenen krankmachenden oder gesund erhaltenden Faktoren individuell begegnet und somit auch die Wirksamkeit von Therapien verbessert werden.

Als Ausgangspunkt für Geschlechterunterschiede kann die Analyse der Todesursachen in Deutschland dienen: im Jahr 2003 war bei Frauen die häufigste Todesursache die chronische ischämische Herzerkrankung mit über 54.000 Todesfällen, gefolgt von der Herzschwäche (40.000), dem akuten Myokardinfarkt (30.000), dem Schlaganfall (25.000) und dem Brustkrebs (17.000). Bei Männern stellt sich das anders dar: zwar führte auch hier die chronisch ischämische Herzerkrankung mit 38.000 Todesfällen die Todesursachenstatistik an, gefolgt vom Myokardinfarkt (35.000); danach spielte Lungenkrebs (29.000) eine wesentliche Rolle, gefolgt von der Herzschwäche (19.000) und dem Schlaganfall (13.000). Geht man mit der Analyse weiter ins Detail, so wird deutlich, dass erhebliche altersabhängige Unterschiede vorliegen. Insbesondere vor Herz-Kreislauferkrankungen sind Frauen in den jüngeren Jahren weitgehend geschützt. Hier erfolgt der Anstieg der Erkrankungshäufigkeit erst nach der Menopause. Zwar erleiden mittlerweile fast genauso viele Frauen wie Männer in Deutschland einen Herzinfarkt; er manifestiert sich jedoch bei ¾ der Männer und nur bei ¼ der Frauen vor dem Alter von 75 Jahren.

Im Hinblick auf das Krankheitsgeschehen findet sich gleichfalls eine Vielzahl von Differenzen. So kommen beispielsweise neurologische Erkrankungen wie Alzheimer Erkrankungen und Depressionen deutlich häufiger bei Frauen vor als bei Männern. Bei Alzheimer mag dies damit zusammenhängen, dass die Frauen in der Regel älter werden als Männer, auch wenn das nicht alle vorhandenen Unterschiede erklärt; für die größere Häufigkeit der Depression bei Frauen gibt es nach wie vor keine gute Erklärung. Neuere Forschungsergebnisse haben jedoch gezeigt, dass Östrogene das Nervensystem deutlich beeinflussen können. Weitere Unterschiede, die zum Teil wenig bekannt sind, finden sich bei Diabetes mellitus: Frauen und Männer haben zwar die gleiche Diabetesrate in der Bevölkerung; bei Frauen fällt jedoch auf, dass Störungen der Glukosetoleranz eine größere Rolle spielen, während bei Männern eher die Erhöhung des Nüchternblutzuckers als erstes auffällt. Darüber hinaus ist Diabetes bei Frauen ein größerer Risikofaktor für das Auftreten von Herz-Kreislauferkrankungen als bei Männern. Die meisten Autoimmunerkrankungen treten häufiger bei Frauen als bei Männern auf. Dazu gehören Autoimmunerkrankungen der Schilddrüse und der Leber, Lupus erythematodes, rheumatoide Arthritis, Sklerodermie; jedoch nicht Typ-1-Diabetes und nicht ankylosierende Spondilitis. Osteoporose wiederum ist weitaus häufiger bei Frauen. Das gleiche gilt für das Dickdarmkarzinom. Chronische Nierenerkrankungen und Transplantationen von Herz und Niere verlaufen bei Männern eher schwerer und ungünstiger. So ließen sich weitere zahlreiche Beispiele aufzählen.

Neben den Unterschieden in der Auftretenshäufigkeit sollte ein Augenmerk auf die unterschiedlichen Krankheitsverläufe gerichtet werden, wie am Beispiel des Myokardinfarkts deutlich wurde. Da die Symptome der Männer als klassisch oder typisch bezeichnet werden, wird ein Infarkt bei Frauen mit ‚unspezifischen' Symptomen oft nicht erkannt, was wohl mit dazu beiträgt, dass Frauen später in die Klinik eingeliefert werden, später vom Notarzt behandelt werden und in der Klinik dann erst später adäquat mit gerinnungsauflösender Medikation oder mit einer Ballonangioplastie therapiert werden.

Unterschiede in der Anatomie und Physiognomie sind wohl bekannt: Frauen haben im Durchschnitt ein niedrigeres Körpergewicht, kleinere Organe, einen höheren Prozentsatz an Körperfett und einen niedrigeren Körper-Wassergehalt als die Männer. Dass dies aber auch Auswirkungen z.B. auf die Pharmakotherapie hat, wird wenig beachtet. Medikamente verteilen sich aber anders im weiblichen Körper, die Resorption durch die wichtigsten Enzyme im Dünndarm ist anders und der Arzneimittelstoffwechsel in der Leber ist unterschiedlich. Eine Reihe von Medikamenten hat bei Frauen und Männern ein anderes Wirkprofil; so ist Aspirin bei Frauen in der Primärprävention des Herzinfarktes nicht wirksam, wohl aber in der Verhinderung der Schlaganfälle. Wichtige Medikamente, die die Herzkraft stärken, wie z.B. Digitalis, waren bei Frauen mit einer höheren Todesrate behaftet als bei Männern. Wichtige Antiarrhythmika sind bei gleichen Blutspiegeln bei Frauen wesentlich gefährlicher als bei Männern; sie lösen häufiger Herz-Rhythmusstörungen aus.

Es ist offensichtlich, dass vieles getan werden muss, um Frauen und Männer adäquat versorgen und therapieren zu können und dazu kann die Geschlechterforschung einen wichtigen Beitrag leisten.

In der biomedizinischen und gesundheitsbezogenen Forschung sollte darauf geachtet werden, dass in Studiendesign und Datenanalyse auf Geschlecht eingegangen wird. Aufgrund der bisher vorliegenden Ergebnisse bezüglich geschlechtsspezifischer Unterschiede können Hypothesen für weitere Forschungsschritte – auch experimentell – gebildet werden. Dies ist eine Möglichkeit, bestehende Barrieren, die geschlechtsspezifische Forschung verhindern, zu überwinden.

Gender ist ein innovatives Thema. Das vom BMBF geförderte und von der Fraunhofer-Gesellschaft durchgeführte Projekt ‚Gender-Aspekte in der Forschung' konnte zeigen, dass eine beispielhafte Darstellung von Gender-Aspekten in der jeweiligen Fachdisziplin und die Verdeutlichung der Relevanz auf dem Forschungsmarkt besonders geeignet sind, um bei den Forschenden die Akzeptanz und das Interesse für das Thema zu erhöhen. Es liegt an uns, entsprechende Forschung in der Medizin zu etablieren.

Das Zentrum für Geschlechterforschung in der Medizin (GiM)

Mit dem an der Charité – Universitätsmedizin Berlin angesiedelten Zentrum für Geschlechterforschung in der Medizin (www.charite/gender) gibt es seit 2003 eine Einrichtung, die fächerübergreifend geschlechtsspezifische Unterschiede in der Medizin aufgreift und in Forschung und Lehre integriert.

Ziele und Aufgaben des GiM sind:

- die Bearbeitung geschlechtsbedingter Unterschiede in der klinischen Medizin, der Grundlagenforschung sowie in Prävention und den Versorgungsstrukturen,
- die Förderung der Forschung in den oben genannten Bereichen,
- die Umsetzung der Forschungsergebnisse in die medizinische Praxis,
- die Translation der Forschungsergebnisse an Öffentlichkeit, Politik, Behörden und Einrichtungen der Gesundheitsversorgung,
- die Integration der Ergebnisse in die medizinische Lehre der Charité und
- die Entwicklung eines Curriculums zu Geschlechterunterschieden in der Medizin,
- die Unterstützung exzellenter Wissenschaftlerinnen.

Das GiM begreift sich als Schlüsselstelle in der Initiierung von Studien in der medizinischen Geschlechterforschung, ihrer interdisziplinären Planung, der Kommunikation der Ergebnisse und dem Versuch, sie zur Wirksamkeit zu führen; und in der Förderung und Vernetzung exzellenter Frauen.

Mitglieder des Zentrums können die Professor/innen, Juniorprofessor/innen und wissenschaftlichen und nichtwissenschaftlichen Mitarbeiter/innen und Studierende der Charité sein. Voraussetzung für die Mitgliedschaft ist die Bearbeitung eines Forschungs- oder Lehrprojekts mit geschlechtsspezifischen Inhalten. Das GiM hat derzeit ca. 60 Mitglieder, davon ca. 20 Hochschullehrer/innen aus so unterschiedlichen Disziplinen wie Allgemeinmedizin, Anästhesie, Chirurgie, Dermatologie, Endokrinologie, Genetik, Gynäkologie, Kardiologie, Nephrologie, Neurologie, Pharmakologie, Psychiatrie und Psychosomatik. Das GiM begreift sich als Schlüsselstelle in der Initiierung von Studien in der medizinischen Geschlechterforschung, ihrer interdisziplinären Planung, der Kommunikation der Ergebnisse und dem Versuch, sie zur Wirksamkeit zu führen und die Ergebnisse in die medizinische Ausbildung zu integrieren.

Als eine zentrale Aufgabe wird vom GiM ein jährliches Symposium zu Geschlechterforschung in der Medizin organisiert, auf dem Forscherinnen und Forschern die Möglichkeit gegeben wird, ihre Ergebnisse einem Fachpublikum vorzustellen.

Das Symposium ‚Geschlechterforschung in der Medizin'

Am 21. Oktober 2005 fand im Deutschen Herzzentrum Berlin (DHZB) das zweite Berliner Symposium ‚Geschlechterforschung in der Medizin' mit freundlichen Unterstützung von AstraZeneca GmbH, AWD.pharma GmbH & Co. KG, Sanofi-Aventis Deutschland GmbH, Novartis Pharma GmbH und Pfizer Pharma GmbH statt. In drei Themenbereichen wurden Ergebnisse der Geschlechterforschung präsentiert und mit 180 Teilnehmerinnen aus dem In- und Ausland diskutiert:

Für den Themenbereich ‚Geschlechterunterschiede in klinischen Syndromen' wurde an den Beispielen Diabetes, Nierentransplantation und Immunologie aufgezeigt, dass Frauen und Männer andere Krankheitsbilder aufweisen und dementsprechend unterschiedliche Versorgungswege erforderlich sind. So ergaben z.B. neuere Studien, dass für das geringere

Diabetesrisiko von Frauen möglicherweise die Östrogenwirkung auf die Fettverteilung (weniger intra-abdominales Fett) verantwortlich ist. Zusätzlich finden sich Unterschiede im Ernährungsverhalten, die für das geringere Diabetesrisiko der Frauen verantwortlich sein könnten: Danach ist der Verzehr von Gemüse, Obst und Milchprodukten höher bei Frauen, der von verarbeiteten Fleischprodukten, Alkohol und Butter höher bei Männern.

Im Hinblick auf ‚Gesundheitsversorgung und Prävention für Frauen und Männer – Gleich oder nicht gleich?' wurden unterschiedliche Strategien bei Frauen und Männern in der Prävention erläutert. So sind z.B. beim Tabakkonsum und Sonnenschutzverhalten Motivationen und gesundheitsbezogene Überzeugungen sowie fördernde und hemmende Barrieren bezüglich einer Verhaltensänderung bei Frauen und Männern unterschiedlich. Frauen verwenden Sonnenschutzmittel, um einer Hautalterung vorzubeugen, Männer (wenn überhaupt) um einen schmerzhaften Sonnenbrand mit Blasenbildung zu vermeiden. Wirksame präventive Interventionen erfordern in diesem Fall jeweils spezifische Strategien. Des Weiteren wurde dargestellt, welche geschlechtsspezifischen Unterschiede für die Pharmakotherapie von Relevanz sind und aufgezeigt, inwiefern Geschlechterunterschiede bei der Arzneimittelzulassung und Überwachung relevant sind. Ein Problem stellt hierbei die häufig fixe Dosierung von Arzneimitteln dar, die bei Frauen aufgrund ihres geringeren Verteilungsvolumens zu höheren Plasmakonzentrationen der Arzneimittel im Vergleich zu Männern führt. Dies könnte ein Grund sein, warum bei Frauen häufiger unerwünschte Arzneimittelwirkungen auftreten.

Im dritten Themenbereich ‚Gender in Cardiorenal and Metabolic Diseases in Europe' wurden die unterschiedlichen Risikofaktoren für Herz-Kreislauferkrankungen bei Frauen und Männern veranschaulicht. So werden beispielsweise Leitlinien zu Diagnose und Therapie der Herzinsuffizienz bei Frauen weniger konsequent befolgt als bei Männern. Weiterhin wurden die Geschlechterunterschiede bei Schlaganfällen erläutert, die auf Grundlage der 'Women at Heart'-Studie der European Society for Cardiology gewonnen wurden, die Unterschiede bei Männern und Frauen bei Herzversagen erklärt und Diabetes als Risikofaktor für kardiovaskuläre Erkrankungen bei Frauen anhand des US-WISE-Programms beschrieben. Eine der US-amerikanischen Referentinnen erläuterte, dass der vielleicht bedeutsamste Geschlechterunterschied sowohl für die Ärztinnen und Ärzte als auch für die Patientinnen und Patienten die Tatsache ist, dass Frauen und Männer unterschiedliche Symptome sowohl bei Herzinfarkt als auch bei Schlaganfall aufweisen. Dies hat bisher häufig zu Fehldiagnosen und/oder der Verzögerung der Behandlung von akuten Herz-Kreislauferkrankungen bei Frauen geführt.

Zum Abschluss des Symposiums diskutierten Expert/innen zum Thema „Geschlechterforschung – neue Impulse für die Medizin in Deutschland und in Europa?" über die Ergebnisse. Herr Prof. Kreutz (als Vertreter der Ärztekammer), Frau Prof. Kuhlmey (Charité, Institut für Medizinische Soziologie), Frau Prof. Kaczmarczyk (Charité, Studiengang Health and Society), Frau Prof. Regitz-Zagrosek (Sprecherin des GiM) und Frau Prof. Thürmann (Klinikum Wuppertal) stellten dar, dass es in vielen Bereichen bereits Bestrebungen gibt, geschlechtergerecht zu forschen und zu lehren, insgesamt aber eine stärkere Verankerung von Geschlechterfragen in allen medizinischen Disziplinen erforderlich ist. Dazu sind engagierte Einzelpersonen wichtig, aber auch Top-Down-Ansätze denkbar, wie z.B. die Verankerung von Genderfragen in den Lernzielen für die Fächer. Diskutiert wurde mit großer Publikumsbeteiligung die Frage, welches Verständnis von Gender in den medizinischen Fakultäten vorhanden ist. Konsens war, dass nur unter Einbeziehung aller Perspektiven (wie Ärztinnen/Ärzte, Fakultät, Studierende, Patient/innen) eine geschlechtergerechte Medizin verankert werden kann.

Neben der Integration von Geschlechteraspekten in die medizinische Forschung ist es zentral, dass diese Themen Eingang in die Curricula finden. Aus diesem Grund wurde am Vortag des Symposiums ein Workshop zu „Gender in der medizinischen Lehre" veranstaltet, an dem sich Experten und Expertinnen aus Deutschland und verschiedenen europäischen Ländern beteiligten. Die Ziele des Workshops waren

1. Initiierung und Intensivierung des Austausches über bereits vorhandene und geplante gender-bezogene Aktivitäten in der Lehre an der jeweiligen Hochschule,
2. Festlegung von Inhalten für ein gender-bezogenes Curriculum,

3. Entwicklung von Strategien zur Implementierung von Gender-Inhalten in die medizinische Ausbildung,
4. Aufbau eines Netzwerkes zur Implementierung von „Gender in der medizinischen Lehre“.

Für den vorliegenden Symposiumsband haben die meisten der Referentinnen und Referenten sowie die vier Posterpreisträgerinnen und die Teilnehmenden des Workshops ihre Beiträge verschriftlicht. Wir möchten uns ganz herzlich bei Ihnen allen bedanken, denn durch diese aktive und konstruktive Mitarbeit sind wir in der Lage, die aktuellen Forschungsergebnisse in dieser Form zu präsentieren. Wir hoffen, dass sich damit eine Lücke füllt und es die Leserinnen und Lesern auffordert, eigene geschlechtsspezifische Forschungsergebnisse zu erarbeiten und vorzustellen.

Berlin, im April 2006

Geschlechterunterschiede in klinischen Syndromen

Gabriela Riemekasten: Ungelöste Rätsel? Warum Frauen auch aus rheumatologischer Sicht anders sind als Männer – ein Update

Medizinische Kliniken Schwerpunkt Rheumatologie und Klinische Immunologie, Charité – Universitätsmedizin Berlin, Germany

Epidemiologischer Unterschied zwischen Erkrankungen bei Männern und Frauen

An chronisch-entzündlichen sowie schmerzhaften Muskel- und Gelenkerkrankungen erkranken Frauen zumeist häufiger als Männer. Die Rheumatoide Arthritis (RA) tritt bei Frauen beispielsweise etwa 4 x häufiger auf als bei Männern, der Unterschied verschwindet aber dann, wenn ältere Menschen an einer rheumatoiden Arthritis erkranken. Noch stärker wird der Unterschied bei den systemischen Autoimmunerkrankungen, den so genannten Kollagenosen, bei denen Frauen bis zu 8 x häufiger betroffen sind als Männer (Abbildung 1). Hier sind vor allem das Sjögren-Syndrom und der systemische Lupus erythematodes zu nennen. Dennoch sind Frauen nicht pauschal bei allen entzündlich-rheumatischen Erkrankungen häufiger betroffen. Die Arthritis der Schuppenflechte findet sich etwa gleich häufig bei Männern und Frauen. Das gleiche trifft für Gelenkmanifestationen im Rahmen einer entzündlichen Darmerkrankung zu. Möglicherweise lässt die verschiedene Häufigkeit von rheumatischen Erkrankungen bei Männern und Frauen Rückschlüsse auf die Pathogenese zu. Während bei Kollagenosen und der rheumatoiden Arthritis neben einer genetischen Disposition vor allem virale Infektionen als bedeutend angesehen werden, werden Erkrankungen wie die Schuppenflechtenarthritis oder Spondylarthropathien eher mit bakteriellen Infektionen in Verbindung gebracht, die zumindest auslösend für die Erkrankung sein können. Spondylarthropathien wie der M. Bechterew galten lange Zeit als Domäne der Männer. In Lehrbüchern steht häufig noch, dass Männer ca. 8 x häufiger betroffen sind als Frauen. Erst in jüngster Zeit hat man festgestellt, dass diese Erkrankungen bei Frauen etwa gleich häufig vorhanden sind.

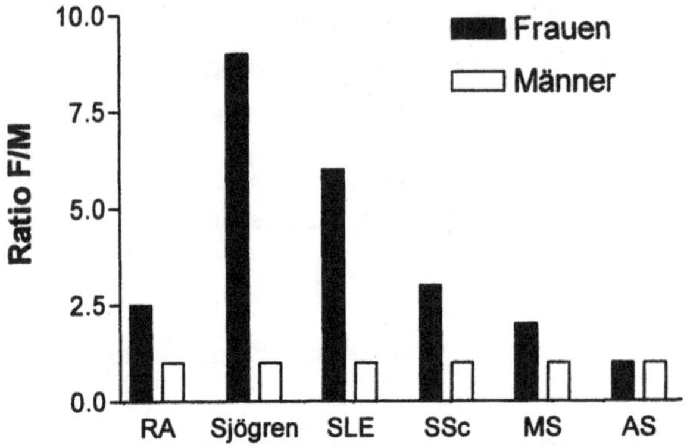

Abbildung 1: Verhältnis von Männern und Frauen bei der rheumatoiden Arthritis (RA), beim Sjögren-Syndrom (Sjögren), beim Systemischen Lupus erythematodes (SLE), der systemischen Sklerodermie (SSc), der multiplen Sklerose (MS) und der ankylosierenden Spondylitis (AS = M. Bechterew) (modifiziert nach Butts et al. 2004).

Geschlechtsspezifische Unterschiede in der klinischen Ausprägung einzelner Erkrankungen

Gerade am Beispiel des M. Bechterew ist klar geworden, dass Frauen andere Symptome einer Erkrankung aufweisen als Männer. Die bis dato als typisch gedachte Klinik zeigt sich häufig so vor allem bei Männern und ist bei Frauen anders. Insgesamt erscheint bei Frauen die Symptomatik häufiger milder und nicht so charakteristisch. Periphere Gelenkbeteiligungen, also Entzündungen der zumeist großen Gelenke, liegen häufiger als bei Männern vor. Einige Frauen mit Spondylarthropathien haben eher diffuse Beschwerden, die als Tendopathien oder Fibromyalgie fehl gedeutet werden können. Im Gegensatz zu diesen „Verlegenheitsdiagnosen" lässt sich aber bei den Spondylarthropathien ein gutes Ansprechen auf entzündungshemmende Schmerzmittel nachweisen.

Auch bei anderen Erkrankungen wird über unterschiedliche Symptome bei Frauen und Männern berichtet. So lassen sich beim systemischen Lupus erythematodes bei Männern häufiger Serositiden, Nephritiden,

Hautbeteiligungen und Neuropathien nachweisen. Frauen leiden hingegen eher unter Blutbildveränderungen und psychiatrischen Symptomen wie auch unter Kopfschmerz und Migräne im Rahmen des SLE (Yacoub Wasef 2004).

Immunologische Grundlagen im Unterschied zwischen Männern und Frauen

Das Immunsystem scheint bei Frauen anders zu funktionieren als bei Männern, was möglicherweise einen schnellen und wirksamen Schutz der Nachkommen sichern soll. Gibt man Immunzellen einen gleichen Reiz und vergleicht die Immunantwort von Frauen mit der von Männern, so ist diese bei Frauen stärker. Lymphozyten und Monozyten weiblicher Subjekte besitzen eine höhere Aktivität zur Präsentation von Antigenen. Die mitogene Antwort ist bei weiblichen Individuen höher als bei männlichen. Immunzellen sind außerdem reich an Rezeptoren für Östrogene. In krankhaften autoimmunen Geweben finden sich erhöhte Konzentrationen von Östrogenen (z.B. in Synovialfibroblasten bei der RA), was die Erkrankung beeinflussen kann.

Hormone und rheumatische Erkrankungen

Unterschiede im Hormonstatus bieten eine einfache Erklärung, die aber die Komplexität der Unterschiede zwischen Frau und Mann nur bedingt widerspiegeln. Ohne Zweifel ist der Hormonstatus bei Frauen ein anderer als bei Männern und Hormone haben einen Einfluss auf unser Immunsystem. Deutlich wird dies schon aus dem Auftreten der verschiedenen Autoimmunerkrankungen. Der SLE sowie die rheumatoide Arthritis treten z.B. vor allem in der geschlechtsreifen Phase auf, das Sjögren-Syndrom oder die systemischen Sklerodermien beginnen eher prämenopausal (Butts et al. 2004).

Es gibt eine Vielzahl von Hinweisen, dass weibliche Hormone Autoimmunerkrankungen fördern, teilweise sind die Ergebnisse jedoch widersprüchlich (Kanik et al. 2000, Cutolo et al. 2004a). So weisen am Beispiel der rheumatoiden Arthritis folgende Daten auf eine eher ungünstige Rolle der Östrogene sowie weiblicher Hormone: 1. Die Mortalität der RA ist bei Frauen größer als bei Männern. 2. Östrogene erhöhen die B-Zellantwort und neuere Behandlungsmöglichkeiten, die gezielt B-Zellen angreifen, verbessern die Arthritis. 3. In der Synovialflüssigkeit von Patienten mit RA finden sich erhöhte Östrogenspiegel im Vergleich zu Patienten mit traumatischen Gelenkergüssen. 4. Mitogene Östrogene lassen sich vermehrt bei der RA nachweisen, sie werden für die Synovialproliferation und Pannusbildung mit verantwortlich gemacht (Da Silva 2002, Cutolo et al. 2004b). Dem gegenüber gibt es jedoch auch deutliche Hinweise darauf, dass sich Östrogene und weibliche Hormone positiv auf die Erkrankung auswirken können. So ist die Inzidenz der RA bei Frauen nur halb so groß, wenn sie Kontrazeptiva eingenommen haben – der Mechanismen ist allerdings unklar. Die fallende Inzidenz und das spätere Auftreten der rheumatoiden Arthritis im letzten Jahrzehnt werden deshalb mit der Kontrazeption in Zusammenhang gebracht (Symmons 2002). Östrogene hemmen T-Zell-abhängige Erkrankungen und beeinflussen den Schweregrad der Gelenkzerstörung und der häufig die Entzündung begleitenden Osteoporose günstig. Postmenopausale Frauen ohne den Einfluss von Östrogenen haben eine stärkere Gelenkzerstörung und häufig eine schlechtere Prognose. Schließlich verbessert die transdermale Gabe von Östrogenen über 6 Monate bei postmenopausalen Patienten mit RA die Schmerzen, das Lebensgefühl und die Entzündungsparameter. In der Schwangerschaft verbessert sich die Rheumatoide Arthritis meistens ebenfalls deutlich. Dies unterscheidet z.B. die rheumatoide Arthritis vom systemischen Lupus erythematodes, der in der Schwangerschaft häufig aktiver wird (Da Silva 2002, Cutolo et al. 2004b).

Testosteron besitzt ebenfalls einen Einfluss auf die rheumatoide Arthritis. So verbessert intramuskuläres Testosteron in postmenopausalen Frauen mit RA die Schmerzen, die Lebensqualität und die BSG, 21% der Frauen zeigten zudem eine Verbesserung des ACR-Scores, ein international üblicher Parameter zur Messung der Krankheitsaktivität und -schwere (zusammengefasst in Da Silva 2002, Cutolo et al. 2004b). Es gibt somit viele Hinweise auf eine Rolle von Hormonen bei Autoimmunerkrankungen. Ob beispielsweise Veränderungen in der Hormonkonzentration im erkrankten Gewebe Ursache oder Folge der Autoimmunerkrankung sind, ist nicht klar. Viele Hormone besitzen zudem eine pleiotrope Wirkung in Abhängigkeit von ihrer Konzentration. Das Wechselspiel der verschiedenen Hormone miteinander und ihr Einfluss auf die Erkrankung sind bisher nur wenig untersucht. Wahrscheinlich ist jedoch, dass Autoimmunität nicht als Dysbalance eines Hormons betrachtet werden kann. Da Androgene eher immunsuppressiv wirken und Östrogene eher immunstimulierend, scheint das Zusammenspiel der

Hormone und ihre Balance wesentlich mehr von Bedeutung zu sein. Weitere das Immunsystem beeinflussende Hormone, die bei Autoimmunerkrankungen eine Rolle spielen, sind Prolaktin, DHEA, und DHEA-S, wofür es zahlreiche Belege gibt, auf die hier nicht weiter eingegangen wird (Olsen et al. 2002).

Mikrochimerismus und Autoimmunität

Autoimmunerkrankungen sind durch eine Reaktion gegen körpereigene Bestandteile charakterisiert, die plötzlich als fremd erkannt werden und eliminiert werden sollen. Etwas Ähnliches findet sich bei der so genannten Graft-versus-Host-Reaktion nach einer Knochenmarktransplantation. Bei der Knochenmarktransplantation wird das eigene Immunsystem zerstört und durch ein Fremdes des Knochenmarkspenders ersetzt. Dieses fremde Immunsystem kann einzelne, noch übrige Immunzellen des Wirtes erkennen und gegen diese mit einer Immunantwort reagieren. Ausdruck dieser Immunreaktion ist die Graft-versus-Host-Erkrankung (Wirt gegen Empfänger), die teilweise sehr starke Ähnlichkeit besitzt mit einzelnen Autoimmunerkrankungen, vor allem mit der systemischen Sklerodermie. Bei beiden Erkrankungen kommt es zu einer Sklerosierung der Haut und des Darmes mit klinischen Symptomen wie Malabsorption oder Bauchkrämpfen. Es konnte gezeigt werden, dass Frauen mit einer systemischen Sklerodermie, die bereits Kinder geboren hatten, mehr fetale Zellen in ihrem Blut haben als gesunde Spender (zusammengefasst in Lambert et al. 2001). Diese fetalen Zellen finden sich auch im Gewebe und können demzufolge als fremde Zellen vom Immunsystem erkannt werden. Insgesamt wird davon ausgegangen, dass Mikrochimerismus einen pathogenetischen Faktor darstellt. Es müssen jedoch weitere hinzukommen. Die Abbildung 2 verdeutlicht das aktuelle Konzept.

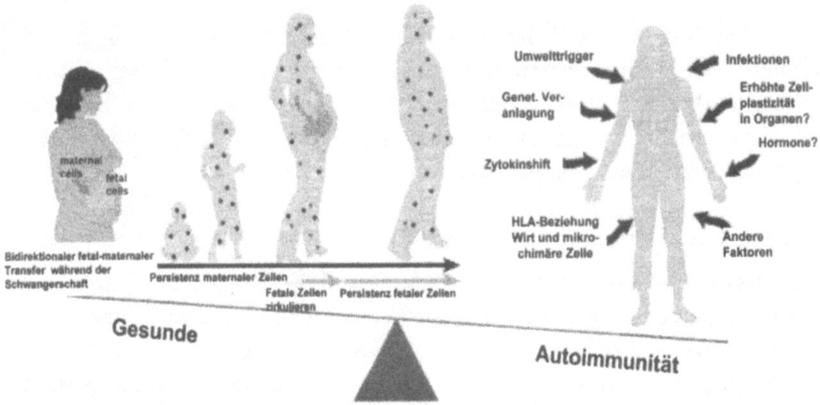

Abbildung 2: Mikrochimerismus und Autoimmunität. Die Persistenz fetaler und mütterlicher Zellen wird als ein Faktor der Entwicklung der Autoimmunität angesehen (nach Lambert et al. 2003)

Ebenso hat man leberähnliche fetale Zellen bei Frauen mit einer primär-biliären Zirrhose gefunden. Dies wirft natürlich die Frage auf, ob sich fetale Stammzellen beim erwachsenen Menschen differenzieren können und so möglicherweise Schäden reparieren könnten, was die moderne Stammzelltherapie weiter einsetzen möchte. Auch beim Sjögren-Syndrom hat man vermehrt fetale Zellen nachweisen können. Das Modell des Mikrochimerismus ist interessant, es bleiben jedoch noch viele Fragen offen (Sarkar et al. 2004). So könnten fetale Zellen auch einwandern, um die Mutter zu schützen und damit die Zerstörung zu verhindern. Damit wäre der Mikrochimerismus nicht Ursache der Autoimmunopathie sondern eher Ausdruck der Autoimmunopathie und ein Schutzmechanismus zur Verhütung der Autoimmunerkrankung. Unklar ist weiterhin, warum die systemische Sklerodermie nach einer Schwangerschaft seltener ist als bei kinderlosen Frauen, was der Theorie einer pathogenetischen Bedeutung des Mikrochimerismus entschieden widerspricht. Das Auftreten eines Mikrochimerismus ist außerdem nicht an eine Schwangerschaft gebunden und findet sich auch bei Frauen ohne Kinder (Lambert et al. 2002). Interessant ist, dass die HLA-Ähnlichkeit zwischen Mutter und fetalen Zellen eine wichtige Rolle spielt. Je größer die HLA-Ähnlichkeit zwischen Mutter und Fetus, umso größer ist die

Persistenz der fetalen Zellen. Dies könnte den relativ späten Beginn der Autoimmunopathie lange Zeit nach Entbindung erklären, erklärt aber wiederum nicht die pathogenetische Bedeutung des Mikrochimerismus.

Rolle des X-Chromosoms

Jede Frau hat normalerweise zwei X-Chromosomen, wovon eines jedoch funktionell unterdrückt wird. Demzufolge haben alle Frauen ein Mosaik eines funktionellen X-Chromosoms, das entweder vom Vater oder von der Mutter stammt. Auf dem X-Chromosom liegen eine Reihe regulatorischer Gene wir FoxP3, ein Gen, das bei regulatorischen T-Zellen nachgewiesen wird. Ein weiteres Beispiel regulatorisch bedeutsamer Gene ist der CD40-Ligand, der ebenfalls auf dem X-Chromosom kodiert wird und für die Kostimulation und damit für die Induktion einer Immunantwort bedeutsam ist (zusammengefasst in Selmi et al. 2004). Es wird überlegt, ob es bei Autoimmunerkrankungen zu einer inadäquaten Unterdrückung des 2. X-Chromosoms kommt, so dass Regulatoren der Immunantwort versagen (Ozbalkan et al. 2005). Dies ist aber noch nicht hinreichend belegt.

Normalerweise verlieren Immunzellen auch im Alter ein X-Chromosom, so dass es auch natürlicherweise zu einer Monosomie kommt. Bei Autoimmunerkrankungen, insbesondere bei der systemischen Sklerodermie, kommt es bereits früher zu einer X-chromosomalen Monosomie, die interessanterweise nur die T- und B-Zellen betrifft, während NK-Zellen oder Monozyten keine Veränderungen der X-Chromosomen aufweisen (Invernizzi et al. 2005). Da diese Zellen in der Pathogenese beteiligt sind, könnten Veränderungen in diesen Zellpopulationen zu Störungen führen. Sie können jedoch auch Ausdruck einer frühen Alterung durch Stress sein. Insgesamt ist die Bedeutung der Monosomien bei Autoimmunerkrankungen noch unklar.

Veränderungen im Verhalten und Autoimmunerkrankungen

In den letzten Jahrzehnten haben sich Verhaltensweisen entwickelt, die Autoimmunität begünstigen oder für den Verlauf einer Autoimmunerkrankung nicht förderlich sind. Gut belegt ist dies für die Sonnenbestrahlung, die zu einem Stress in der Haut führt. Wir wissen inzwischen, dass Sonnenbestrahlung zu einer Apoptose von Zellen in der Haut führt und Autoantigene freisetzten kann. In genetisch Prädisponierten kann so eine Autoimmunerkrankung, vor allem der systemische Lupus erythematodes, ausgelöst werden. Bei dieser Erkrankung besteht eine ausgesprochene Photosensitivität, die dann zu schweren Hautveränderungen führen kann. Ein weiteres Beispiel für nicht förderliche Verhaltensweisen ist der zunehmende Zigarettenkonsum vor allem in der weiblichen Bevölkerung. Studien konnten aufzeigen, dass die Prognose der rheumatoiden Arthritis bei Patienten mit Nikotinkonsum deutlich schlechter ist als bei Patienten ohne Zigarettenkonsum.

Unterschiede in der Psyche beider Geschlechter sind zweifellos vorhanden und vielleicht das größte Rätsel. Die in ihrer Entstehung vollkommen unklare Erkrankung einer Fibromyalgie, die überwiegend Frauen betrifft, mag Ausdruck unterschiedlicher Kompensationsmechanismen in der Auseinandersetzung mit der Umwelt sein und zeigt den Zusammenhang zwischen Psyche und Schmerzen im Bewegungssystem auf, obgleich die Mechanismen derzeit noch rätselhaft bleiben.

Fördern frauenspezifische Verhaltensweisen rheumatische Erkrankungen?

Das Fibromyalgie-Syndrom tritt fast ausschließlich bei Frauen auf. Diese Erkrankung ist geprägt durch einen generalisierten Schmerz mit einer hohen Intensität, wobei weder eine Ursache noch eine Therapie der Erkrankung bekannt sind. Strukturelle Störungen lassen sich ebenfalls nicht nachweisen. Typisch sind eine Morgensteifigkeit, Schlafstörungen und eine depressive Stimmungslage, wobei nicht klar ist, ob diese primär oder sekundär aufgetreten ist. Schon frühzeitig wurden psychosomatische Faktoren als bedeutsam in der Pathogenese der Erkrankung angesehen. Eine Studie zeigte bei Patienten ein vermehrtes Auftreten von sexuellem Missbrauch auf, was sich aber in anderen Studien nicht bestätigen ließ. Die Erkrankung tritt bei 3-5% der Frauen auf, so dass die Problematik relevant ist. Ein hoher Anforderungslevel und wenig Eigenkontrolle sowie Unterstützung erscheinen prädisponierend, viele Patienten fühlen sich zudem chronisch überfordert oder haben nicht gelernt, je „Nein" zu sagen. In einer deutschen Sozialgerichtsstudie wiesen 44% der Fibromyalgiepatienten in der Vorgeschichte eine psychische Störung auf, 85% erfüllten die Kriterien einer psychischen Störung. Bei 8% der Patientinnen ließ sich ein sexueller Missbrauch in der Vorgeschichte eruieren, bei 16% schwere körperliche Gewalterfahrung. Bei 13% der Betroffenen kam es zur emotionalen Deprivation (Hauser 2005). Es ist aber so, dass die angegebenen Prozentsätze nicht wesentlich über den Erfahrungen in der generellen Bevölkerung liegen, so dass allein die Gewalterfahrung nicht krankheitsauslösend ist. Wahrscheinlich müssen auch hier wieder verschiedene Faktoren zusammentreffen.

Beeinflusst das Geschlecht die Therapieentscheidung?

Die Kenntnisse in der Pathogenese rheumatischer Erkrankungen haben zu sehr wirksamen und innovativen Therapien auf dem Gebiet der Rheumatologie geführt. Die so genannten Biologicals gelten als Meilensteine für die Behandlung der rheumatoiden Arthritis, der Schuppenflechtenarthritis oder für den M. Bechterew. Diese Klasse von Substanzen zielt auf pathogenetisch bedeutsame Faktoren, z.B. auf Zytokine, oder auf bestimmte Zellen, die dann gezielt ausgeschaltet werden können. Die Substanzen sind häufig wesentlich nebenwirkungsärmer als bisherige Substanzen, die häufig ungezielter in das Immunsystem eingreifen. Sie zeichnen sich aber auch durch hohe Jahrestherapiekosten von ca. 20.000 Euro aus. Aufgrund der Wirksamkeit der Medikamente und der relativ hohen Therapieversagerquote bei herkömmlichen Basistherapien der rheumatoiden Arthritis geht man davon aus, dass ca. 10-15% aller Patienten diese Medikamente benötigen. In Deutschland ist der Anteil der Patienten, die z.B. mit Anti-TNFalpha behandelt werden, deutlich geringer und liegt hinter Ländern wie Portugal und Italien. Interessant ist aber, dass Männer eher vom Fortschritt profitieren als Frauen. Obgleich viele rheumatische Erkrankungen, vor allem die rheumatoide Arthritis, für die diese Medikamente zugelassen sind, häufiger bei Frauen auftreten, ist jeder zweite Patient, der Anti-TNFalpha erhält, ein Mann (persönliche Kommunikation Prof. Zink, Deutsches Rheumaforschungszentrum Berlin). Dieses Ungleichgewicht hat sicher mehrere Gründe, wobei diese im Einzelnen unterschiedlich sind und noch nicht untersucht wurden. Frauen treten möglicherweise weniger bestimmt auf als Männer, vielleicht erzeugt aber auch der Druck auf die Ärzte, nur kostengünstige Medikamente zu verschreiben, Erklärungsnotstände, so dass vor allem die männlichen "Leistungsträger der Gesellschaft" behandelt werden, für die die Kosten als adäquat angesehen werden können. Diese und andere Themen sind Gegenstand weiterer Untersuchungen, allerdings sollten die Ärzte auf unterschiedliche Verschreibungshäufigkeiten zwischen Männern und Frauen aufmerksam gemacht werden.

Zusammenfassend gibt es noch viele Unklarheiten in den Immunreaktionen und im Verhalten von Männern und Frauen, das auch die behandelnden Ärzte mit einbezieht und fordert. Ohne Zweifel gibt es allerdings erste Ansätze im Erkennen und Lösen der Unterschiede zwischen Männern und Frauen bei rheumatischen Erkrankungen. Ob dies zum therapeutischen Nutzen führt, bleibt zumindest für einige Fragestellungen noch unklar. Geschlechtsspezifische Verhaltensweisen und hormonale Einflüsse sollten jedoch eine größere Aufmerksamkeit erfahren als bisher. Vor allem muss gewährleistet werden, dass Frauen gemäß ihrer Schwere und Häufigkeit adäquat behandelt werden.

Literatur

Butts C, Sternberg, E (2004). Different approaches to understanding autoimmune rheumatic diseases: the neuroimmunoendocrine system. *Best Pract Res Clin Rheumatol,* 18, 125-39.

Cutolo M, Sulli A, Capellino S, Villaggio B, Montagna P, Seriolo B, Straub RH (2004a). Sex hormones influence on the immune system: basic and clinical aspects in autoimmunity. *Lupus,* 13, 635-8.

Cutolo M, Villaggio B, Seriolo B, Montagna P, Capellino S, Straub RH, Sulli A (2004b). Synovial fluid estrogens in rheumatoid arthritis. *Autoimmun Rev,* 3, 193-8.

Da Silva JA (2002). Relationships between glucocorticoids and gonadal steroids in rheumatoid arthritis. *Ann N Y Acad Sci,* 966, 158-65.

Hauser W (2005). Fibromyalgia in the legal procedures of the german sozialgericht -- psychosocial risk factors and predictors of health care utilization. *Psychother Psychosom Med Psychol,* 55, 72-8.

Invernizzi P, Miozzo M, Selmi C, Persani L, Battezzati PM, Zuin M, Lucchi S, Meroni PL, Marasini B, Zeni S, Watnik M, Grati FR, Simoni G, Gershwin ME, Podda M (2005). X chromosome monosomy: a common mechanism for autoimmune diseases. *J Immunol,* 175, 575-8.

Kanik KS, Wilder RL (2000). Hormonal alterations in rheumatoid arthritis, including the effects of pregnancy. *Rheum Dis Clin North Am,* 26, 805-23.

Lambert NC, Stevens AM, Tylee TS, Erickson TD, Furst DE, Nelson JL (2001). From the simple detection of microchimerism in patients with autoimmune diseases to its implication in pathogenesis. *Ann N Y Acad Sci*, 945, 164-71.

Lambert NC, Lo YM, Erickson TD, Tylee TS, Guthrie KA, Furst DE, Nelson JL (2002). Male microchimerism in healthy women and women with scleroderma: cells or circulating DNA? A quantitative answer. *Blood*, 100, 2845-51.

Lambert N, Nelson JL (2003). Microchimerism in autoimmune disease: more questions than answers? *Autoimmun Rev*, 2, 133-9.

Olsen NJ, Kovacs WJ (2002). Hormones, pregnancy, and rheumatoid arthritis. *J Gend Specif Med*, 5, 28-37.

Ozbalkan Z, Bagislar S, Kiraz S, Akyerli CB, Ozer HT, Yavuz S, Birlik AM, Calguneri M, Ozcelik T (2005). Skewed X chromosome inactivation in blood cells of women with scleroderma. *Arthritis Rheum*, May, 52(5), 1564-70.

Sarkar K, Miller FW (2004). Possible roles and determinants of microchimerism in autoimmune and other disorders. *Autoimmun Rev*, 3, 454-63.

Selmi C, Invernizzi P, Miozzo M, Podda M, Gershwin ME (2004). Primary biliary cirrhosis: does X mark the spot? *Autoimmun Rev*, 3, 493-9.

Symmons DP (2002). Epidemiology of rheumatoid arthritis: determinants of onset, persistence and outcome. *Best Pract Res Clin Rheumatol*, 16, 707-22.

Yacoub Wasef-SF (2004). Gender differences in systemic lupus erythematosus. *Gend Med*, 1, 12-7.

Duska Dragun: Nierentransplantation – Sind Männer anders?

Medizinische Klinik mit Schwerpunkt Nephrologie, Charité – Universitätsmedizin Berlin, Germany

Gender inequities and disparities in kidney transplantation – Why are men different?

Historically, research has been performed in male mice or rats and extrapolated to the care of females regardless of the hormonal effect on cell function or physiological or behavioral differences. As in many other medical pathologies, in kidney diseases, men and women are different. The development of end-stage kidney failure due to any cause differs between men and women, with women being relatively protected from most except immunological disorders. Nevertheless, the differences in the rate of decline of renal function between men and women is reduced after age 52 years, suggesting that menopause may affect progression of renal diseases. Thus, usually practised uniform approach to patients care regardless of gender and age is not always in the best interest of patient. Donor and recipient gender affect transplant and recipient survival after kidney transplantation and there is a clear gender inequity in organ donation and transplantation. Women donate more living-related and unrelated kidneys, but receive fewer live kidneys than men. It seems that women are at double disadvantage; poorer access to transplantation by not completing pre-transplant work-up and higher sensitization to HLA antigens due to previous pregnancies. Pregnancy posttransplant may also adversely affect graft function. The relationship between sex hormones and immunological processes has been extensively documented in systemic autoimmune diseases but is not yet well understood in context of organ transplantation. Depending on dose, estrogens may act as immunosuppressors or immunostimulants. Gender differences are not limited to the effects of female gonadal steroids, however, and androgens also affect immune function. Beside immune mechanisms, non-immune (alloantigen-independent) factors are decisive for acute and chronic injury of the kidney transplant. Male and female gonadal steroids may modulate the synthesis and /or the release of vasoactive agents, cytokines and growth factors which in turn are capable of influencing the development of glomerulosclerosis, tubular atrophy, vascular remodeling and interstitial fibrosis, morphologic corollaries of chronic allograft nephropathy. Recent experimental data indicate that presence of androgens and not absence of estrogens may be a key factor in this context. This issue needs to be proven in the clinical situation. Obviously, focused research to understand gender inequities and disparities in kidney transplantation is indicated.

Hans-Georg Joost: Typ-2-Diabetes: Pathogenese, Risikofaktoren, Geschlechtsunterschiede

Deutsches Institut für Ernährungsforschung Potsdam-Rehbrücke, Germany

Humaner Typ-2-Diabetes ist eine Sekundärkomplikation des sog. Metabolischen Syndroms (Symptomenkomplex aus abdominalem Übergewicht, Insulinresistenz, Dyslipoproteinämie und Hypertonie). Das alterskorrigierte Risiko für die Erkrankung steigt daher mit dem Body Mass Index (BMI) als Maß für die Fettmasse steil an; die Prävalenz von Typ-2-Diabetes hat sich in den industrialisierten Ländern parallel zur Zunahme von Übergewicht und Adipositas in den letzten 20 Jahren in etwa verdoppelt.

In prospektiv angelegten Kohortenstudien wie z.B. der EPIC-Potsdam-Studie wurden neben der Fettmasse (Body Mass Index und Waist Hip Ratio) zahlreiche weitere Risikofaktoren für das zukünftige Auftreten eines Typ-2-Diabetes identifiziert, u. a. erniedrigtes Serum-Adiponectin, erniedrigtes HDL, erhöhtes HbA1c, Interleukin-6 und Interleukin 1ß, ein bestimmtes Ernährungsmuster sowie eine reduzierte körperliche Aktivität. Andere Studien zeigen zudem einen deutlichen Anstieg des Erkrankungsrisikos durch die genetische Prädisposition (Diabetes bei Familienangehörigen ersten Grades). Diese Risikofaktoren beschreiben das individuelle Diabetesrisiko sehr genau und könnten somit die Basis für eine abgestufte Prävention sein.

In mehreren Studien findet sich ein (unterschiedlich großer) Geschlechtsunterschied für das Diabetesrisiko. Für das geringere Risiko von Frauen ist möglicherweise die Estrogenwirkung auf die Fettverteilung (weniger intra-abdominales Fett) verantwortlich. Zusätzlich finden sich in der EPIC-Studie Unterschiede im Ernährungsverhalten, die für das geringere Diabetesrisiko der Frauen verantwortlich sein könnten: Danach ist der Verzehr von Gemüse, Obst und Milchprodukten höher bei Frauen, der von verarbeiteten Fleischprodukten, Alkohol und Butter höher bei Männern.

Die Pathogenese des Typ-2-Diabetes lässt sich an Mausmodellen mit morbider Adipositas, z.B. der New-Zealand-Obese Maus, untersuchen. In diesem Mausstamm führt die massive Fettakkumulation zu Insulinresistenz, Dyslipoproteinämie und Hypertonie. Der Blutzucker dekompensiert in der Folge der Insulinresistenz erst, wenn die insulinproduzierenden ß-Zellen versagen. Für die Diabetes-Entstehung ist eine komplexe Kombination von zwei Gruppen verschiedener Susceptibilitätsgene verantwortlich: Gene, die Adipositas und Insulinresistenz bewirken sowie Gene, die Hypoinsulinämie und ß-Zellversagen verursachen. Es bestehen zudem funktionelle Interaktionen zwischen den Susceptibilitätsgenen und der Diät (z.B. Fettanteil). Als Pathomechanismen des ß-Zellversagens werden Entzündung, Glucotoxizität und Lipotoxizität diskutiert.

Auch im Mausmodell ist das Erkrankungsrisiko weiblicher Mäuse erheblich geringer als das männlicher, wobei der Geschlechtsunterschied vom genetischen Hintergrund und von einzelnen, besonders wirksamen diabetogenen Allelen abhängig ist. Ursache für den Geschlechtsunterschied dürfte eine protektive Wirkung des Estrogens sein, möglicherweise über eine erhöhte Expression mikrosomaler Oxygenasen (Cytochrom P450-Isotypen) und eine dadurch gesteigerte Fettsäureoxidation.

Gesundheitsversorgung und Prävention für Frauen und Männer – Gleich oder nicht gleich?

Ulla Walter[1], Richard Lux[1]: Prävention: Brauchen wir unterschiedliche Strategien für Frauen und Männer?

[1] Medizinische Hochschule Hannover, Stiftungslehrstuhl Prävention und Rehabilitation in der System- und Versorgungsforschung, an der Abteilung Epidemiologie, Sozialmedizin und Gesundheitssystemforschung, Hannover, Germany

Ausgangslage: differentes Gesundheitsverhalten

Frauen und Männer unterscheiden sich deutlich in ihrem Gesundheitsverhalten. Frauen leben gesundheitsbewusster, ernähren sich gesünder, sind aufgeschlossener gegenüber gesundheitsbezogenen Themen und zugänglicher für psychische Betrachtungen. Sie nehmen häufiger an gesundheitsfördernden Maßnahmen und Früherkennungsmaßnahmen teil als Männer. Zugespitzt formuliert Courtenay (2000), dass eine Frau zu sein der stärkste Prädiktor für präventives und gesundheitsförderliches Verhalten ist.

Männer weisen dagegen über 30 verschiedene gesundheitsriskante Verhaltensweisen auf, die ihr Krankheits- und Unfallrisiko erhöhen. Hierzu zählen nicht zuletzt ein höherer Substanzkonsum mit Abhängigkeitspotenzial und eine geringere Sicherheitsorientierung. Sie sind sportlich aktiver als Frauen, betreiben jedoch auch vermehrt riskante Sportarten. Zudem sind (vor allem sozial benachteiligte) Männer häufiger als Frauen in Berufen tätig, die einen riskanten Körpereinsatz erfordern. Gesundheit verbinden Männer besonders mit Leistungsfähigkeit (Courtenay 2000, Wiesmann et al. 2003, Sieverding 2000, Altgeld 2004).

Nach wie vor zielt die männliche Körpersozialisation auf ein expressiveres Verhalten. Männlichkeit wird in der gesellschaftlichen Sozialisation verbunden mit Unabhängigkeit, Stärke, „hart im Nehmen“, emotionale und körperliche Kontrolle, Fehlen von Schwäche und Verletzlichkeit. Weiblichkeit steht dagegen für Fürsorge und Emotionalität. Diese gesellschaftlichen Normen werden aktiv durch Handeln stabilisiert. Gesundheitsbezogene Überzeugungen und Verhaltensweisen werden von Männern und Frauen als Mittel zur Darstellung der vorherrschenden männlichen bzw. weiblichen Ideale verwendet, die sie dadurch deutlich als Männer bzw. Frauen auszeichnen (Courtenay 2000, Connell 1999). Die traditionelle Geschlechterordnung und die Erfüllung dieser Stereotype (doing gender) können allerdings für beide Geschlechter zum Gesundheitsrisiko werden (Kuhlmann 1997).

Die Kompatibilität gesundheitsrelevanten Verhaltens mit der Geschlechterrolle ist vor diesem Hintergrund auch für die Akzeptanz von Präventionsangeboten relevant. Diese wird umso höher sein, wenn die präventiven Maßnahmen die identitätsstiftenden Aspekte des riskanten Gesundheitsverhaltens adressieren und damit die Geschlechterrolle bedienen (Kuhlmann et al. 2005, Doyal 2001).

Geschlechtersensible Prävention

Prävention hat zum Ziel, einen schlechteren Zustand durch die Vermeidung bzw. Verringerung von Risikofaktoren, symptomlosen Frühstadien, Krankheiten bzw. Krankheitsfolgen weniger wahrscheinlich zu machen oder zu verzögern. Zur Priorisierung führt der Sachverständigenrat (2002) fünf Kriterien an, die inzwischen Eingang in unterschiedliche Konzeptionsgrundlagen wie z.B. die Handlungsempfehlungen der Spitzenverbände der Krankenkassen und den Entwurf des Präventionsgesetzes gefunden haben. Diese – im Folgenden auf die Fragestellung angepassten – Kriterien helfen den Bedarf an Prävention zu erkennen, relevante Themenfelder zu identifizieren und Zielgruppen zu definieren. Sie dienen damit auch der ersten Annäherung an die Frage, ob und inwieweit unterschiedliche präventive Strategien für Frauen und Männer erforderlich sind:

(1) Angemessene Häufigkeit:

Liegt die zu vermeidende Gesundheitsstörung in der weiblichen und/oder männlichen Bevölkerung häufig vor? Inwieweit unterscheidet sich der Bedarf für Prävention zwischen den Geschlechtern?

(2) Medizinische Relevanz:

Ist die zu vermeidende Gesundheitsstörung bei Frauen und/oder Männern medizinisch relevant? Inwieweit bestehen Unterschiede in der subjektiven Wahrnehmung und der objektiven Ausprägung?

(3) Volkswirtschaftliche Bedeutung:

Ist sie volkswirtschaftlich für beide oder nur für eine Geschlechtergruppe bedeutsam?

(4) Wirksamkeit:

Liegen präventive Maßnahmen vor, die wirksam der zu vermeidenden Krankheit vorbeugen können? Bestehen geschlechtsspezifische Unterschiede bezüglich der Wirksamkeit und möglicher Nebenwirkungen? Sind bei Frauen und Männern unterschiedliche Maßnahmen(kombinationen) sinnvoll? Inwieweit sind zwischen den Geschlechtern unterschiedliche biologische Prozesse einerseits und gesellschaftlich geprägte geschlechtsspezifische Verhaltensweisen anderseits zu berücksichtigen?

(5) Kosten-Nutzen-Relevanz:

Welche Ressourcen werden benötigt, um geschlechtersensibel einen Nutzen zu erzielen? Sind die Aufwendungen für die präventive Maßnahme angemessen? Sind unterschiedliche Aufwendungen für Frauen und Männer erforderlich?

Bezüglich der möglichen Strategien sind nach Analyse des Bedarfs, der Definition der Zielgruppe, ihrer Identifikation und der präventiven Intervention weitere Aspekte zu klären (modifiziert nach Walter et al. 2003):

(6) Zugänglichkeit:

Welche aktiven und passiven Zugangswege eignen sich besonders zur Erreichung von Frauen, welche für Männer? Gibt es spezifische Settings, in denen vor allem Frauen bzw. Männer erreicht werden können?

(7) Vermittlung (Didaktik und Methodik):

Wie können die Zielgruppen angesprochen werden? Inwieweit gibt es ein geschlechtsspezifisches Vokabular? Gibt es Medien und Methoden, die sich besonders für Frauen bzw. für Männer eignen? Welche Inhalte sollten vor allem an Frauen, welche an Männer adressiert werden? Welche Ressourcen sind besonders bei Frauen, welche bei Männern zu stärken?

(8) Angebotsstruktur/ Organisation:

Welche präventiven Angebotsformen, welcher zeitliche Rahmen eignet sich besonders für Frauen, welcher für Männer? Sind geschlechtsgetrennte Angebote tatsächlich erforderlich? Müssen spezifische Unterstützungsangebote erfolgen, damit von ihnen präventive Maßnahmen wahrgenommen werden können?

Selbstverständlich bedarf es für eine zielgruppengerechte Prävention nicht nur einer geschlechtsspezifischen Analyse. Vielmehr müssen weitere Faktoren sozialer und demographischer Differenzierung wie Alter, sozio-ökonomischer Status und kulturelle Aspekte berücksichtigt werden. Sollen zielgruppenorientierte, geschlechtssensible präventive Maßnahmen entwickelt und tatsächlich von denen wahrgenommen werden, die den höchsten Bedarf haben, ist die Eruierung möglicher Barrieren, die ihrer Inanspruchnahme entgegenstehen, hilfreich. Diese können sowohl auf Seiten der Anbieter (z.B. Konzeption der Maßnahme) als auch auf Seiten der Zielgruppe (z.B. Motivation, Verständnis) liegen. Ziel ist es, über eine verstärkte Wahrnehmung der gesundheitlichen Ungleichheit zwischen den Geschlechtern diese zu verringern und eine Chancengleichheit zur Ausschöpfung der präventiven Potenziale zu gewährleisten.

Zielgruppen erreichen – Gesundheitschancen erhöhen

Noch liegen jedoch nur wenige geschlechtssensible Präventionsmaßnahmen vor (Kolip et al. 2006). Daten der Krankenkassen zur Inanspruchnahme primärpräventiver Kurse bestätigen die deutlich höhere Teilnahmequote von Frauen. So wurden – bei einem Anteil der Frauen an den GKV-Versicherten von 53% – 2004 80,0% aller Maßnahmen von Frauen und 20,0% von Männern besucht. Allerdings ist die Teilnahme mit 1,1% aller GKV-Versicherten insgesamt gering, wobei nach wie vor Personen mit geringerem sozio-ökonomischen Status deutlich weniger erreicht werden (Arbeitsgemeinschaft der Spitzenverbände der Krankenkassen et al. 2005).

Dass diesen Ungleichgewichten durchaus durch ein zielorientiertes Vorgehen und geeigneter Zugangswege begegnet werden kann, zeigen zwei Studien.

Unter 55-jährige Kassenmitglieder mit Rückenbeschwerden im chronifizierenden Stadium wurden über in den Routinedaten verzeichneten Arbeitsunfähigkeiten der AOK Niedersachsen identifiziert, schriftlich sowie telefonisch informiert und beraten. Zur Prävention wurde ihnen ein standardisiertes Trainingsprogramm über fünf Wochen zweimal wöchentlich angeboten. Über diese aktive Ansprache konnte der Anteil an Männern mit zwei Drittel in der potenziellen Zielgruppe bei den tatsächlichen Kursteilnehmern aufrechterhalten werden – traditionell stellen Männer nur ein Drittel der Teilnehmer an Rückenschulen. 50% hatten zudem an keiner präventiven Maßnahme seit zehn Jahren teilgenommen. Dabei war für diesen Erfolg auch das Angebot selbst bedeutend. So wurde vor allem von Männern ein eher psychisch ausgerichtetes Schmerzbewältigungsprogramm im Vergleich zu einem bewegungsorientierten Angebot nicht akzeptiert. Die ökonomische Analyse verdeutlicht die Notwendigkeit hinreichend Ressourcen für die Gewinnung der Teilnehmer/innen bereitzustellen. So entfallen jeweils 50% der Kosten auf ihre Rekrutierung und die Intervention selbst. Diese Investition hat sich wirtschaftlich gelohnt. So konnte über die Reduktion von Arbeitsunfähigkeitstagen volkswirtschaftlich ein „return on investment" von 3,2:1 erreicht werden (Walter et al. 2002, Krauth et al. 2002).

Zur Prävention von Neurodermitis wurden von Präventionsberater/innen der AOK Niedersachsen Schwangere angeschrieben und telefonisch kontaktiert. 75% aller Kontaktierten erhielten eine Beratung in der Wohnung kurz vor Entbindung. An einer zweiten Beratung nach der Geburt nahmen 92% der Beratenen teil. Über diese aufsuchende Beratung konnten vor allem Frauen mit geringer Bildung (über 40% hatten einen Hauptschulabschluss oder keinen Schulabschluss) angesprochen werden, die über traditionelle Komm-Strukturen kaum erreicht werden. Als gesundheitsbezogenes Outcome ist eine signifikant geringere kumulative Inzidenz um den ersten Geburtstag zu verzeichnen (Dierks et al. 2002).

Geschlechtsspezifische Aspekte des Tabakkonsums und seiner Prävention

Geschlechterspezifische Rollenbilder wurden im Bereich des Tabakkonsums bereits im ersten Drittel des 20. Jahrhunderts genutzt. Allerdings war es zuerst die Tabakindustrie, die von einer genderorientierten Perspektive Gebrauch machte.

Die 1910 gegründete Firma Reemtsma bewarb schon 1912 ihre Marke „Salem Gold“ mit der graphischen Darstellung einer rauchenden Frau (Böhm 2003). 1913 führte Richard Joshua Reynolds mit der Marke Camel die erste moderne Zigarette auf dem Markt ein (Slade 1997). Bis in die 1920er Jahre hinein wurden vor allem Männer als Zielgruppe beworben. 1924 erschien die als reine Damenzigarette beworbene Marlboro in den USA auf den Markt („Mild as May“). Sie war mit einem rosafarbenen Filterende versehen, damit sich der Lippenstift nicht darauf abzeichnete. 1927 verkündete Philip Morris: „Women, when they smoke at all, quickly develop discriminating taste.” Lucky Strike setzte im selben Jahr als erste Firma bekannte Frauen zu Werbezwecken ein. Lucky Strike bewarb bei Frauen seine Produkte bereits 1928 als Süßigkeitsersatz („Reach for a LUCKY instead of a sweet“) und 1930 als Alternative zu einer potentiell bevorstehenden Gewichtszunahme („When Tempted Reach for a LUCKY“) (Haustein 2003). Diese Inserate erschienen in Modezeitschriften wie der 1892 erstmals publizierten Vogue.

Lickint machte 1930 den Tabak und Tabakrauch für die geschlechterunterschiedliche Häufigkeitsverteilung der Karzinomentstehung verantwortlich. Er führte 1935 das im Vergleich zu Frauen bei Männern häufigere Vorkommen des Bronchialkrebses auf das geschlechtsspezifische Rauchverhalten zurück. 1939 ermittelte er eine geringere Geburtenrate unter den rauchenden als unter den nicht rauchenden Ehepaaren und registrierte bei den Raucherinnen mehr Aborte. Damit verwies Lickint (1936) nicht nur auf die Fertilitätsproblematik, sondern prägte zudem den Begriff des Passivrauchens. Er empfahl den Frauen dringend, nicht zu rauchen (Haustein 2004).

Während in den 1930er und 1940er Jahren Initiativen gegen das Rauchen bei Männern vor dem Hintergrund der physischen und psychischen Belastung durch die Kriegshandlungen aussichtslos erschienen, richteten sich diesbezügliche Aufrufe an die Frauen. 1939 wurde die Kampagne „Die deutsche Frau raucht nicht“ gestartet. Der angestrebte Zugang zu den Frauen war ideologisch motiviert und ein von der Idee der Rassenhygiene durchdrungener Versuch, eine Verhaltensänderung herbeizuführen (Proctor 2001).

Nach dem Zweiten Weltkrieg etablierten sich Zigaretten geschlechterübergreifend in den Filmen der 1940er bis 1970er Jahre als unentbehrliches Utensil. Rauchende Schauspieler/innen wie Humphrey Bogart (Jahrgang 1899), der 1957 an Lungenkrebs verstarb, gerieten zu Stilikonen jener Zeit. Die lässige Art, die Zigarette im Munde zu führen, wurde im angloamerikanischen Sprachgebrauch sogar nach ihm benannt („to bogart“) (Mondolfo 2005). Der „Marlboro Man“ begann 1955 seine marketingstrategische Erfolgsgeschichte. Seit den 1960er Jahren stellte er einen Cowboy dar und verkörperte das Männlichkeitsbild jener Zeit.

Die Sterblichkeitszunahme sowohl bei Frauen als auch bei Männern aufgrund von Karzinomen der Bronchien und der Lungen sowie von Herz-Kreislauf-Krankheiten verdrängten allmählich noch immer vorhandene Zweifel an einem kausalen Zusammenhang (Derischanoff 1932). Erfolgte die Analyse der Sterblichkeitsziffern Anfang der 1960er Jahre bereits getrennt nach Geschlecht, blieb die daraus abgeleitete Schlussfolgerung für die Prävention weiterhin geschlechterunspezifisch.

Die in den 1960er und 1970er Jahren aufkommenden feministischen Strömungen machten das Rauchen für Frauen definitiv gesellschaftsfähig. Die Zigarette wurde zu einem vermeintlichen Symbol des Emanzipationsprozesses. Auch diese gedankliche Assoziation wurde von der Tabakindustrie zu Werbezwecken aufgegriffen (Meyer et al. 1988). Philip Morris führte beispielsweise 1968 die Sorte Virginia Slims mit dem Slogan „You've come a long way“ ein und meinte damit die Wegstrecke von den Anfängen der Frauenbewegung zu Beginn des 20. Jahrhunderts bis zum aktuellen Zeitpunkt. Wie tief verankert dieser Gedanke in der zeitgenössisch abendländischen Kultur ist, belegt Lickint (1939), indem er Carl Reclam aus dessen 1863 erschienenen „[Das] Buch der vernünftigen Lebensweise“ mit folgenden Worten zitiert: „Die Frauen sind im allgemeinen vom Tabak emancipiert, und nur die Emancipierten sind ihm unterworfen [...]“.

Im selben Jahr wurde die dritte Ausgabe des Surgeon General's Report über die gesundheitlichen Auswirkungen des Rauchens veröffentlicht, der u. a. den Einfluss des Tabakkonsums auf die Gesamtmortalität sowie auf die Entstehung kardiovaskulärer, chronisch bronchopulmonaler und neoplastischer Erkrankungen aufzeigte. Geschlechtsunterschiede werden zwar unter dem Begriff „sex“ berücksichtigt, doch finden sich weder geschlechterdifferenzierte Hinweise zur Prävention noch wird der Ausdruck „gender“ verwandt (U.S. Department of Health, Education, and Welfare 1968). Diesen definierte Robert Jesses Stoller noch im Jahre 1968 (Money 1985).

In den 1970er Jahren begannen die Tabakkompanien so genannte Light-Zigaretten mit geringerem Teergehalt entwickeln und zu promoten. Diese wurden zu einem Artikel für Frauen, weil sie als femininer wahrgenommen wurden. Marlboro Lights sorgten bis in die 1990er Jahre hinein für eine Steigerung der Umsätze (Joossens 1999).

In den 1990er Jahren fanden genderbezogene Aspekte zunehmend Berücksichtigung bei der Ausgestaltung von Präventionsprogrammen gegen den Tabakkonsum. Allerdings waren die Präventionsprogramme darauf ausgerichtet, eher Männer als Frauen zu sensibilisieren. Dies ist darauf zurückzuführen, dass Rauchen als Risikofaktor für die Entstehung beispielsweise von Herz-Kreislauf-Erkrankungen noch immer als in erster Linie männliche Problematik angesehen wurde, obwohl bereits in den 1980er Jahren die Risikosteigerung bei orale Antikonzeptiva einnehmenden Raucherinnen bekannt war (Kuhlmann 2004).

Zu Beginn des 21. Jahrhunderts liegt der Fokus der Konsumentenakquirierung nicht nur bei den Frauen, sondern auch bei den weiblichen und männlichen Kindern sowie Jugendlichen. Diesem zielgruppenorientierten Vorgehen der Tabakindustrie versucht die Bundeszentrale für gesundheitliche Aufklärung (BZgA) mit genderspezifischen Kampagnen entgegenzuwirken. Mit Informationsbroschüren wie „Rauchfrei in der Schwangerschaft“, „Stop Smoking – Girls“ und „Stop Smoking – Boys“ sowie einem Internetangebot werden geschlechterdifferenzierte Ansätze beschritten. Nachdem die Raucherquote bei jüngeren Jugendlichen bis Mitte der 1990er Jahre besonders stark gestiegen war, ist diese seit 2001 deutlich rückläufig (Bundeszentrale für gesundheitliche Aufklärung 2005).

Der Erfolg der Tabakindustrie und ihrer Werbestrategen des letzten Jahrhunderts ist zu einem Großteil in der geschickten Besetzung medialer sowie emotionaler Strategien begründet. Diese sind gekennzeichnet durch ein hohes Maß an Genderspezifität. Wie mühselig der Weg für zukünftige Präventionsbestrebungen in Anbetracht der konzeptionellen und finanziellen Überlegenheit der Tabakindustrie werden sollte, belegt Lickint 1939 in seinem Kapitel „Geschlecht und Nicotinempfindlichkeit“. Er weist darauf hin, „dass sich die Frau das einmal begonnene Rauchen viel schwerer abgewöhnen lässt als der Mann. So habe auch ich schon einige Male beobachtet, dass bei rauchenden Ehepaaren der Mann allein die treibende Kraft bei Entwöhnungsversuchen war, während sich die Frau willenlos treiben ließ.“.

Diese letzte, rein auf eine vermeintliche Charakterschwäche reduzierte Ursachenzuschreibung nimmt die knapp 70 Jahre später artikulierten Erkenntnisse vorweg, dass Frauen eine grundsätzlich geringere Therapiebereitschaft zeigen als Männer, dass sie während der Tabakentwöhnung in höherem Maße zu einem vorzeitigen Therapieabbruch neigen und zu einem geringeren Teil Programme zum Nikotinausstieg erfolgreich bestreiten. Die Gründe sind komplex. So bestehen geschlechtsspezifische Unterschiede in der Motivation und im Rauchverhalten. Während Frauen häufiger in sozialen und emotionalen Situationen rauchen und um negative Gefühle abzudämpfen, scheinen Männer mehr gewohnheitsmäßig zu rauchen und um eine positive Stimmung zu verstärken (Payne 2001). Hinzu kommt, dass Frauen nicht nur stärker an Entzugssymptomatik leiden, sondern auch Nikotinersatz bei ihnen weniger wirksam ist als bei Männern. Der im Vergleich zu Männern höhere und vielfach vom sozialen Umfeld nicht hinreichend getragene Unterstützungsbedarf ist eine wesentliche Barriere zur Tabakabstinenz. Ebenso wird die häufig verbreitete Angst vor einer Gewichtszunahme unzureichend aufgefangen. Die gegenwärtig angebotenen präventiven Maßnahmen werden diesen Barrieren nicht gerecht. Erforderlich sind für Frauen spezifische längerfristig begleitete Angebote zur Rauchentwöhnung, die zugleich Elemente zur Bewegung und Ernährung beinhalten und ihre Änderungsbereitschaft berücksichtigen (Reynoso et al. 2005, Froom et al. 1998).

Geschlechtsspezifische Aspekte des Sonnenschutzes

In den 1930er Jahren wurde ein chemischer UV-Lichtschutzfilter als Wirkstoff für die Verwendung in Sonnenschutzmitteln entdeckt. 1933 kam ein erstes Sonnenschutzmittel auf den Markt. Schon die ersten Darstellungen zu Werbezwecken in den 1930er Jahren vermittelten die an Frauen gerichtete Botschaft eines mit Hautbräune ausgestatteten Schönheitsideales („Delial – die bräunenden Lichtschutzmittel"). Noch um die vorausgegangene Jahrhundertwende galt für die Angehörigen der höheren Sozialschichten die vornehme Blässe als erhaltenswert.

Sowohl bei Frauen als auch bei Männern kann seit den Geburtsjahrgängen 1890 bis 1894 eine zunehmende Rate an Melanomerkrankungen auf unterschiedlichem Niveau nachgewiesen werden (Dennis et al. 1993). Bereits 1930 wurde Prävention als Ziel definiert.

Die Hautbräunung etablierte sich Mitte der 1950er Jahre insbesondere beim weiblichen Geschlecht endgültig als vermeintliches Mittel der Attraktivitätssteigerung („Delial – reizvoll samtne Sonnenbräune"). Ende der 1950er Jahre wurden Sonnenschutzmittel von Nivea auch als für das männliche Geschlecht und Kinder geeignet beworben („fornuftig hudpleie": vernünftige Hautpflege). Bis in die 1970er Jahre hinein gelang es der Kosmetikindustrie geschlechterübergreifend das Ideal einer sanft gebräunten Haut in das Ideal einer tief gebräunten Haut umzuwandeln (Bechter 2001).

Während der 1970er und 1980er Jahre betrug in West-Deutschland der weibliche Anteil an allen Melanom-Patienten über 60%. In den 1990er Jahren nahm der Anteil männlicher Betroffener zu, Ende der 1990er Jahre ist nahezu ein prozentualer Gleichstand unter den an Melanom erkrankten Geschlechtern feststellbar (Garbe et al. 2001).

Präventiv hat sich vor allem bei Älteren und Männern ein Sonnenschutzverhalten noch nicht hinreichend durchgesetzt. Während Frauen diesbezüglich von ihren Müttern und Gleichaltrigen unterstützt werden, werden Männer nur von ihrer Partnerin motiviert. Die Assoziation zu Schönheitsprodukten und die Inakzeptanz gleichgeschlechtlichen Körperkontakts stehen einem Gebrauch von Sonnenschutzmitteln häufig noch entgegen. Neben einer medialen Kommunikation sowie der Förderung der Risikowahrnehmung bedarf es auch veränderter Assoziationen zum Sonnenschutz und einem veränderten Rollenverständnis (Abroms et al. 2003, Courtenay 2000).

Ausblick

Noch steht eine zielgruppenorientierte, gendersensible Prävention am Anfang. Ihre Realisation erfordert nicht nur weitere, geschlechtergerechte Gesundheitsforschung, sondern auch die Bereitschaft, die Ergebnisse umzusetzen und neue, sicher auch zunächst ungewohnte und aufwändige Wege zu beschreiten. Besondere Aufmerksamkeit sollten der spezifischen Motivation, der Erreichbarkeit von Zielgruppen, ihrer gezielten Ansprache, aber auch möglichen Anreizen und Barrieren in der Inanspruchnahme gewidmet werden. Nicht zuletzt muss eine Sensibilisierung für Prävention und Geschlechterunterschiede in der Aus-, Fort- und Weiterbildung gesundheitsbezogener Berufe Eingang finden.

Literatur

Abroms LC, Jorgensen CM, Southwell B, Geller A, Emmons KM (2003). Gender differences in young adults' attitudes to sun protection and sunscreen use. *Health Education & Behavior,* 30(1), 29-43.

Altgeld T, ed. (2004). *Männergesundheit.* Neue Herausforderungen für Gesundheitsförderung und Prävention. Weinheim, München: Juventa.

Arbeitsgemeinschaft der Spitzenverbände der Krankenkassen, Medizinischer Dienst der Spitzenverbände der Krankenkassen (2005). *Dokumentation 2004.* Leistungen der Gesetzlichen Krankenversicherung in der Primärprävention und Betrieblichen Gesundheitsförderung gemäß § 20 Abs. 1 und 2 SGB V.

Bechter L (2001). *„Sonnengebräunte, gesunde Haut wollen Sie doch haben".* Eine Untersuchung des Bräunungskultes anhand der Werbung für Sonnenschutzmittel in der Schweizer Illustrierten von 1920 bis 2000 unter Berücksichtigung medizingeschichtlicher Aspekte. Bern: Historisches Institut der Universität.

Böhm M (2003). *Die Frau als Werbeträgerin.* Münchener Reklamemarken aus der Sammlung des Bayerischen Wirtschaftsarchivs. LMU-Publikationen/Geschichts- und Kunstwissenschaften. No. 4. München: Ludwig-Maximilians-Universität.

Bundeszentrale für gesundheitliche Aufklärung (2005). *Neue Ergebnisse zur Entwicklung des Rauchverhaltens von Jugendlichen.* Köln: Bundeszentrale für gesundheitliche Aufklärung (BZgA).

Connell RW (1999). *Der gemachte Mann.* Opladen: Leske + Budrich.

Courtenay WH (2000). Constructions of masculinity and their influence on men's well-being: a theory of gender and health. *Social Science & Medicine,* 50(10), 1385-1401.

Dennis LK, White E, Lee JAH (1993). Recent cohort trends in malignant melanoma by anatomic site in the United States. *Cancer Causes and Control,* 4(2), 93-100.

Derischanoff S (1932). Zur Statistik und Genese des Lungenkrebses. *Journal of Cancer Research and Clinical Oncology,* 35(1), 481-491.

Dierks ML, Buser K, Busack I, Walter U (2002). Aufsuchende Beratung – ein Konzept zur Primärprävention von Neurodermitis bei Kleinkindern. Information über Risikofaktoren, Ernährung, Körperpflege und Gestaltung der Wohnumgebung. *In*: U. Walter, M. Drupp, F.W. Schwartz, (ed.), *Prävention und Krankenkassen*. Zielgruppen, Zugangswege, Wirksamkeit und Wirtschaftlichkeit. Weinheim, München: Juventa, 111-120.

Doyal, L (2001). Sex, gender, and health: the need for a new approach. *British Medical Journal*, 323(7320), 1061-1063.

Froom P, Melamed S, Benbassat J (1998). Smoking cessation and weight gain. *The Journal of Family Practice*, 46(6), 460-464.

Garbe C, Blum A (2001). Epidemiology of Cutaneous Melanoma in Germany and Worldwide. *Skin Pharmacology and Applied Skin Physiology*, 14(5), 280-290.

Halberstaedter L, Simons A (1930). Klinische und therapeutische Erfahrungen beim Hautkrebs (Beobachtungen an 556 Kranken aus den Jahren 1920-1930). *Journal of Cancer Research and Clinical Oncology*, 32(1), 146-166.

Haustein K-O (2003). Rauchen und Körpergewicht – ein Kardinalproblem. *Deutsche Medizinische Wochenschrift*, 128(40), 2085-2090.

Haustein K-O (2004). Fritz Lickint (1898-1960) – Ein Leben als Aufklärer über die Gefahren des Tabaks. *Suchtmedizin in Forschung und Praxis*, 6(3), 249-255.

Joossens L (1999). *Manche mögen's „light"*. Frauen und Rauchen in der Europäischen Union. Europa-Bericht 1999. Brüssel: European Network for Smoking Prevention.

Kolip P, Altgeld T (2006). *Geschlechtergerechte Gesundheitsförderung und Prävention*. Theoretische Grundlagen und Modelle guter Praxis. Weinheim, München: Juventa.

Krauth C, Hoopmann M, Schwartz FW, Walter U (2002). Wirtschaftlichkeit von Interventionen zu unspezifischen Rückenbeschwerden. Gesundheitsökonomische Evaluation eines Rückenschulprogramms der AOK Niedersachsen. *In*: U. Walter, M. Drupp, F.W. Schwartz, (ed.), *Prävention und Krankenkassen*. Zielgruppen, Zugangswege, Wirksamkeit und Wirtschaftlichkeit. Weinheim, München: Juventa, 306-317.

Kuhlmann E (1997). Geschlecht – ein Gesundheitsrisiko. Eine Anwendung des Gendering-Konzepts in der Gesundheitsforschung. *Feministische Studien*, 15(1), 137-147.

Kuhlmann E (2004). *Gender Mainstreaming in den Disease Management-Programmen – Das Beispiel koronare Herzerkrankung.* Expertise im Auftrag der Bundeskoordination Frauengesundheit/des Arbeitskreises Frauengesundheit, gefördert durch das Bundesministerium für Familie, Senioren, Frauen und Jugend. Bremen: Zentrum für Sozialpolitik.

Kuhlmann E, Kolip P (2005). *Gender und Public Health.* Grundlegende Orientierungen für Forschung, Praxis und Politik. Weinheim: Juventa.

Lickint F (1939). *Tabak und Organismus.* Handbuch der gesamten Tabakkunde. Stuttgart: Hippokrates.

Meyer K, Weidemann H, Kokott H-J, Mrazek J, Rittner V (1988). Koronare Risikofaktoren und ihre Beziehungen zu psychosozialen Faktoren bei Frauen mit Herzinfarkt. *Sozial- und Präventivmedizin/Social and Preventive Medicine*, 33(3), 155-161.

Mondolfo C (2005). Wenn die Leinwand heftig qualmt .... *Wiener Journal*, 21(5), 18-19.

Money J (1985). The conceptual neutering of gender and the criminalization of sex. *Archives of Sexual Behavior*, 14(3), 279-290.

Payne S (2001). ‚Smoke like a man, die like a man'? A review of the relationship between gender, sex and lung cancer. *Social Science & Medicine*, 53(8), 1067-1080.

Proctor RN (2001). Commentary: Schairer and Schöniger's forgotten tobacco epidemiology and the Nazi quest for racial purity. *International Journal of Epidemiology*, 30(1), 31-34.

Reynoso J, Susabda A, Cepeda-Benito A (2005). Gender differences in smoking cessation. *Journal of Psychopathology and Behavioral Assessment*, 27(3), 227-234.

Sachverständigenrat für die Konzertierte Aktion im Gesundheitswesen, (2002). *Bedarfsgerechtigkeit und Wirtschaftlichkeit.* Band I. Zielbildung, Prävention, Nutzerorientierung und Partizipation. Baden-Baden: Nomos.

Sieverding M (2000). Risikoverhalten und präventives Verhalten im Geschlechtervergleich: Ein Überblick. *Zeitschrift für Medizinische Psychologie*, 1, 7-16.

Slade J (1997). Historical notes on tobacco. *In*: C.T. Bolliger, K.O. Fagerström, (ed.), *The tobacco epidemic*. Progress in Respiratory Research. Volume 28. Basel: Karger, 1–11.

U.S. Department of health, education, and welfare. Public health service, (1968). *The health consequences of smoking*. 1968 supplement to the 1967 public health service review. Atlanta: National Clearinghouse for Smoking and Health (NCSH).

Walter U, Schwartz FW unter Mitarbeit von Robra B-P, Schmidt T (2003). Prävention. *In*: F.W. Schwartz, B. Badura, R. Busse, R. Leidl, H. Raspe, J. Siegrist, U. Walter, (eds.), *Das Public Health Buch*. Gesundheit und Gesundheitswesen. München, Wien, Baltimore: Urban & Fischer, 189-214.

Walter U, Reichle C, Lorenz C, Schwartz FW (2002). Risikogruppen gezielt auswählen und erreichen. Wirksamkeit routinedatenbasierter aktiver und offener passiver Zugangswege und Auswahlstrategien. In: U. Walter, M. Drupp, F.W. Schwartz, (ed.), *Prävention und Krankenkassen*. Zielgruppen, Zugangswege, Wirksamkeit und Wirtschaftlichkeit. Weinheim, München: Juventa, 97-110.

Wiesmann U, Timm A, Hannich H-J (2003). Multiples Gesundheitsverhalten und Vulnerabilität im Geschlechtervergleich. Eine explorative Studie. *Zeitschrift für Gesundheitspsychologie*, 11(4), 153-162.

Edeltraut Garbe: Sex-Related Differences in Pharmacokinetics and Drug Effects

Institute of Clinical Pharmacology, Charité – University Medicine Berlin, Germany

Introduction

The availability of information about the clinical pharmacology of drugs in women has historically been limited. The 1977 Food and Drug Administration (FDA) guideline entitled "General Considerations for the Clinical Evaluation of Drugs" excluded women of childbearing potential from the early studies of drug development based on concerns about potential birth defects. In these early phase I studies, pharmacokinetics and pharmacodynamics of a drug are usually evaluated. The 1997 guideline contributed to a general lack of females participating in early drug trials and, thus, to a paucity of information about pharmacokinetic and pharmacodynamic drug effects in females.

In 1993, the FDA issued a new guideline ("Guideline for the Study and Evaluation of Gender Differences in Clinical Evaluation of Drugs") (Food and Drug Administration (FDA) 2006) which eliminated the earlier policy that had banned women from participation in the early phases of clinical drug trials. Also guidelines from the US National Institutes of Health (NIH) urged the inclusion of women in NIH-sponsored research (Goldenberg 2006). Despite this change in policy, inclusion of women in the early phases of drug development remains limited. Evelyn and colleagues evaluated the impact of the new FDA guidance on the inclusion of women in clinical trials. They assessed 185 applications of new molecular entities (NME) that had been made to the FDA between 1995 and 1999 and analyzed to which extent women were included in the different phases of drug development and whether differences resulted in gender-related labeling. Whereas inclusion of women into phase II and phase III studies was almost 50%, there were still only 25% of phase I studies including women (Abbildung 3). In 21% of the applications of NMEs, the FDA assessor mentioned gender-related differences but this did not lead to modifications in drug dosing according to gender (Evelyn et al. 2001).

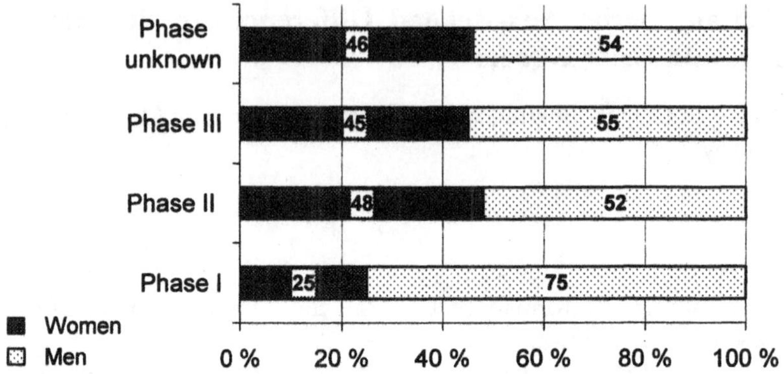

*Percentage of women as participants in clinical trials of 185 New Drug Applications (NDAs) submitted to the FDA during the years 1995 - 1999 analyzed according to development phase. N = 2,581 trials included n = 334,551 patients. NDAs with gender-specific drugs (e.g. breast cancer, N=14) were excluded from this analysis. Another 20 NDAs were excluded because they were without adequate analysis for gender effects.

Abbildung 3: Women's Participation in Clinical Trials of New Molecular Entities approved by the FDA between 1995 and 1999* (Evelyn 2001)

Pharmacokinetics

Differences in pharmacokinetics may arise due to sex differences in drug absorption, drug distribution, drug metabolism, and drug excretion.

Absorption / bioavailability

Gastric acid secretion, gastric emptying time, intestinal transit time, and gastrointestinal blood flow are important physiological factors in drug absorption. Gastric acid secretion does not appear to be significantly influenced by sex (Lindahl et al. 1997). Gastric emptying is slower in females than males, possibly secondary to the effects of estrogen, since estrogen may inhibit gastric emptying (Gandhi et al. 2004).

Distribution

The distribution of a drug is affected by the body mass index (BMI), body composition, plasma volume, organ blood flow, and the extent of tissue and plasma protein binding of a drug. On average, women weigh less and have lower BMI than men. Plasma volume is greater in men than in women, although the plasma volume in women varies throughout the menstrual cycle and increases during pregnancy. Because of the differences in BMI and plasma volume, it would appear important to adjust medication dosages for body size, particularly when administering drugs with a narrow therapeutic margin or a steep dose-concentration curve (e.g. chemotherapeutic regimens, anticoagulants, aminoglycoside antibiotics, thrombolytics, antiarrhythmic drugs, etc.) (Gandhi et al. 2004).

Plasma albumin binding is not greatly affected by sex (Schwartz 2003). Alpha-1-acid glycoprotein which is a major binding protein for neutral and basic drugs has been reported to have a significant higher binding capacity in females compared with males (Kishino et al. 2002), however, the clinical relevance of this finding is unclear.

Drug Metabolism

Although differences in body size may explain part of the differences in drug concentrations between men and women, gender differences in hepatic enzymes seem to have a major role in pharmacokinetic variability according to sex. There are two, usually sequential, enzymatic reactions in hepatic drug metabolism: Phase I metabolism includes oxidation, reduction, and hydrolysis and a large proportion is mediated through CYP isoenzymes; phase II reactions include glucuronidation, sulphation, acetylation, methylation and glutathione conjugation of the phase I metabolite (or the parent compound) to form polar conjugates for renal excretion. Sex differences have been demonstrated both in phase I and phase II reactions.

Phase I Reactions

The multigene superfamily of CYP enzymes is primarily found in the liver. Three major families (CYP1, CYP2, CYP3) with specific isoenzymes are involved in the hepatic metabolism of most drugs. Drugs with pathways of metabolism largely dependent on one isoenzyme are of particular interest to identify isoenzyme-specific effects and gender-related differences.

CYP3A4

The human isoenzyme CYP3A4 is involved in the metabolism of more than 50% of medications. A higher CYP3A activity has been reported in females in vitro (Hunt et al. 1992). A faster clearance of a number of CYP3A4 substrates has also been reported in women in vivo compared with men, including clearance of alfentanil, cyclosporine, erythromycin, methylprednisolone (Lew et al. 2006), midazolam, nifedipine, tirilazad and verapamil (Anderson 2005). However, results are not uniform across studies. Other studies did not find gender differences when investigating the same drugs (Gandhi et al. 2004). Dosing regimen, dosage form, and drug formulation have been discussed as possible reasons for these discrepant results (Chen 2005). It has also been suggested that sex-related differences in the clearance of CYP3A4 substrates may be caused by P-glycoprotein, owing to a lower P-glycoprotein concentration in female livers (Cummins et al. 2002), however, a recent study did not confirm this different concentration (Wolbold et al. 2003).

CYP1A2

CYP1A2 is involved in the metabolism of theophylline, clozapine, olanzapine, ondansetron, and tacrine. Its activity is commonly measured with caffeine as a probe. A wide intersubject variability in the activity of CYP1A2 is observed which may be related to its inducibility by smoking. Females appear to have a lower activity of the enzyme than males which has been demonstrated in studies with caffeine, clozapine, and olanzapine (Anderson 2005).

CYP2D6

CYP2D6 is responsible for the metabolism of a large number of drugs, including many antidepressants, antipsychotics, beta-blockers, and antiarrhythmic drugs. Conflicting results are available whether CYP2D6 activity is dependent on sex. Measuring the debrisoquine recovery ratio, Bebia et al did not find an influence of sex on CYP2D6 activity in 79 men and 82 women (Bebia et al. 2003). For clomipramine and ondansetron as CYP2D6 substrates, a higher metabolism has been reported in men than in women (Gex-Fabry et al. 1990);(Pritchard et al. 1992). Two large studies, using dextromethorphan as probe drug, concluded that CYP2D6 activity was higher in females than in males (Hagg et al. 2001, Tamminga et al. 1999).

CYP2C9

Among the CYP2C9 substrates are S-warfarin, several nonsteroidal anti-inflammatory drugs (diclofenac, meloxicam, piroxicam, ibuprofen), oral hypoglycaemic agents (tolbutamide, glibenclamide, glipizide, glimepiride, glyburide), and phenytoin. Evidence from several studies with CYP2C9 substrates (phenytoin, warfarin, tolbutamide, ibuprofen and ketoprofen) suggests that the activity of this isoenzyme does not significantly differ by sex (Anderson 2002).

CYP2C19

The primary probe for CYP2C19 is S-mephenytoin. Drugs metabolized by this isoenzyme include proton pump inhibitors (omeprazole, lansoprazole, pantoprazole), diazepam, and R-warfarine. Inconsistent sex-related differences in the activity of CYP2C19 have been described in various ethnic groups. It has been suggested that the observed discrepancies are related to the different ethnicity of study participants (Anderson 2005). A large Swedish study using mephenytoine as a probe did not find an influence of sex on the activity of CYP2C19 (Hagg et al. 2001). However, this study demonstrated a reduction in CYP2C19 activity in women who used combined oral contraceptives, probably related to its ethinylestradiol component. Another large Swedish study also demonstrated a reduced CYP2C19 activity using mephenytoine and omeprazole as probes (Abbildung 4) (Laine et al. 2000, Rathore et al. 2003).

Oral contraceptives should therefore be considered as a possible confounder in studies investigating sex-differences for CYP2C19 which has not been done in most studies.

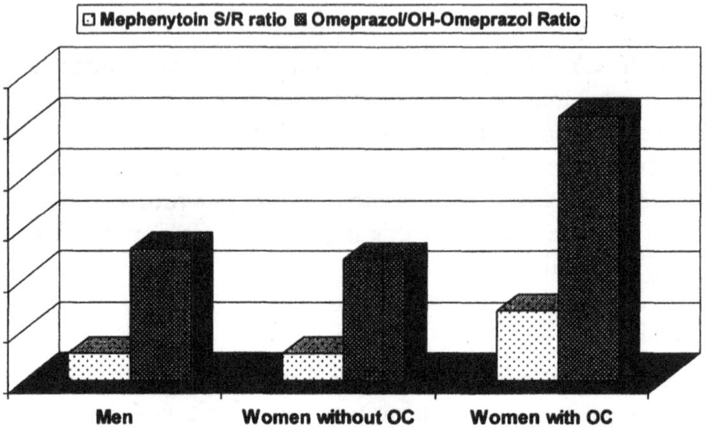

Abbildung 4: Inhibition of CYP2C19 Activity by Oral Contraceptives (Laine et al. 2000)

CYP2E1

Only few drugs are metabolized via CYP2E1 including the anaesthetics halothane, isoflurane, enflurane, sevoflurane and methoxyflurane, chlorzoxazone and ethanol. Several studies have shown that CYP2E1 activity is lower in females, particularly in younger females (Anderson 2005).

Phase II Reactions

Clearance of drugs such as temazepam and oxazepam that are conjugated predominantly by glucuronidation is, in general, higher in men than in women (Greenblatt et al. 1980, Divoll et al. 1981). Men also had a higher paracetamol clearance than women which was entirely due to the increased activity of the glucuronidation pathway, whereas no sex differences were observed in the sulphation or oxidative metabolism of paracetamol (Miners et al. 1983). Interestingly, women using oral contraceptives (OCs) had a 49% higher clearance of paracetamol than women not using OCs, since glucuronidation and oxidative metabolism were both induced in OC users (by 78% and 36%, respectively) (Miners et al. 1983). A higher glucuronidation in OC users has also been described for phenprocoumon (Monig et al. 1990).

N-acetyltransferase 2 (NAT2) catalyzes acetylation of a number of drugs including procainamide, sulfasalazine, isoniazid, and sulfamethoxazole. Several studies did not find a sex-related difference in NAT-2 activity (Anderson 2005).

Drug Transporters

The MDR1 gene product P-glycoprotein acts as a multidrug efflux transporter at several sites in the body including the gut and the liver. It has been identified as a major determinant in the pharmacokinetics of numerous drugs. It has been found that there is a striking overlap of P-glycoprotein substrates and substrates of the CYP3A4 isoenzyme (Wacher et al. 2006). Discrepant findings have been reported concerning the hepatic expression of MDR1. One study reported that women displayed only one-third to one-half of the hepatic P-glycoprotein levels of men (Schuetz et al. 2006), whereas another more recent study (Wolbold et al. 2003) did not find any difference.

Renal Clearance

Renal clearance of drugs that are not actively secreted or reabsorbed depends on the glomerular filtration rate (GFR). The GFR is directly proportional to weight and, therefore, on average, higher in men than in women. Sex needs in addition to be taken into account, when estimating glomerular filtration rate (GFR) from serum creatinine levels because men produce more creatinine than women due to their larger muscle mass. The Cockroft-Gault formula (Cockroft et al. 2006) which is often taken for the calculation of GFR from serum creatinine levels uses a correction factor for sex which reduces the GFR in women by 15% compared with men.

The oral clearance of digoxin, a drug primarily excreted by the kidney, has been shown to be about 12-14% lower in women than in men (Yukawa et al. 1997). Lower renal clearances in women have also been observed for aminoglycosides (Ducharme et al. 1994), cephalosporins (Frame et al. 1999, Barbhaiya et al. 1992), and fluoroquinolones (Reigner et al. 1996).

Pharmacodynamics

Sex differences in pharmacodynamics have not been studied extensively. One example of a well-documented pharmacodynamic difference is the effect of quinidine on QT prolongation in the ECG: Similar plasma concentrations of quinidine resulted in a stronger QT prolongation in women compared with men (Benton et al. 2000). This pharmacodynamic difference is of clinical significance, since women develop more frequently torsade de pointes arrhythmias than men both under antiarrhythmic and other drugs (Bednar et al. 2002).

Experimental and clinical data indicate important sex differences in pain physiology. Women have a significantly higher μ receptor binding potential than males. Several studies have shown that women have on average 30-40% lower morphine requirement than males (Pleym et al. 2003). Most of these studies did not measure drug concentration. An experimental study in 20 healthy females and males showed equal serum concentrations of morphine and morphine glucuronide metabolites, but different pain tolerance so that a true pharmacodynamic difference can be concluded (Sarton et al. 2000). The results of this study suggested that males would require approximately 60% more morphine than females. Men also needed about 25% higher doses of the μ-opoid agonist fentanyl than women to achieve the same effect, but it is not clear whether this is related to pharmacokinetic or pharmacodynamic differences (Gourlay et al. 1988).

Assumed pharmacodynamic differences have been confounded by pharmacokinetic differences, since the effect of the same dose but not of the same plasma concentration of a drug has been compared between both genders. An example of this possible confounding is propofol: It has been repeatedly shown that women wake up faster from propofol anaesthesia than men (Apfelbaum et al. 1993). As a reason, a lower sensitivity to propofol in women has been assumed. A recent study suggests that the reason for this sex difference is not due to a pharmacodynamic, but a pharmacokinetic effect. This study reported a faster decline of propofol plasma levels in women than in men (Hoymork et al. 2005). To demonstrate a sex difference in a pharmacodynamic effect, it is therefore of great importance to show that the same plasma concentration of a drug in men and women does not yield the same pharmacodynamic outcome.

Efficacy

Differences in drug efficacy between men and women have not been systematically studied to a large extent. A recent review highlighted several important sex differences in cardiology studies (Jochmann et al. 2005). A sex-specific post hoc analysis of the randomized double-blind placebo-controlled Digitalis Investigation Group (DIG) trial suggested that women with heart failure and depressed left ventricular function had a higher mortality under digoxin than under placebo treatment which was not observed in men (Rathore et al. 2002). The higher mortality in women could be related to their higher plasma-concentrations in this study (Anderson 2005).

Results from the Women's Health Study recently showed that primary prevention of cardiovascular diseases with low dose aspirin reduces the risk of stroke in women, but not the risk of acute myocardial infarction (Abbildung 5) (Ridker et al. 2005). Results from several other studies have shown the opposite effect in men, i.e. reduction of acute myocardial infarction with low dose aspirin, but no reduction in ischemic stroke (Ridker et al. 2005). A sex difference in the antithrombotic effect of aspirin on whole blood platelet aggregation has been described, with aspirin having a higher antithrombotic effect in males than in females (Spranger et al. 1989).

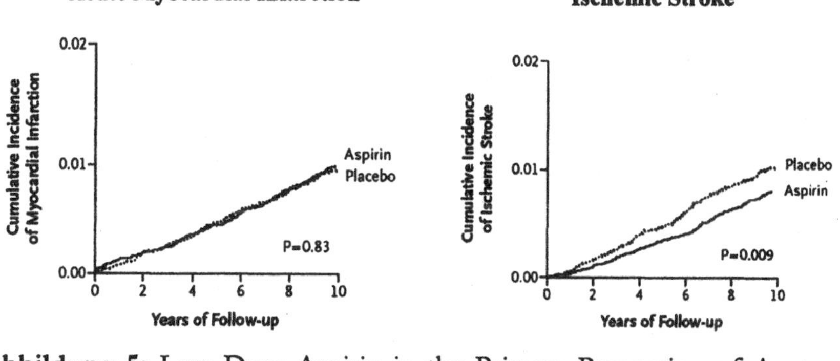

Abbildung 5: Low Dose Aspirin in the Primary Prevention of Acute Myocardial Infarction and Stroke in Women (Women's Health Study) (Ridker 2005)

A higher 30-day mortality after thrombolytic therapy for myocardial infarction has been described in women compared with men (1995; 1999; Rieves et al. 2000). Even after adjusting for a great number of covariates related to prognosis, a significant gender difference remained (Rieves et al. 2000). Sequential inclusion of these significant covariates in a logistic regression model showed that a large part of the gender difference in 30-day mortality was related to the older age at myocardial infarction in women (Abbildung 6).

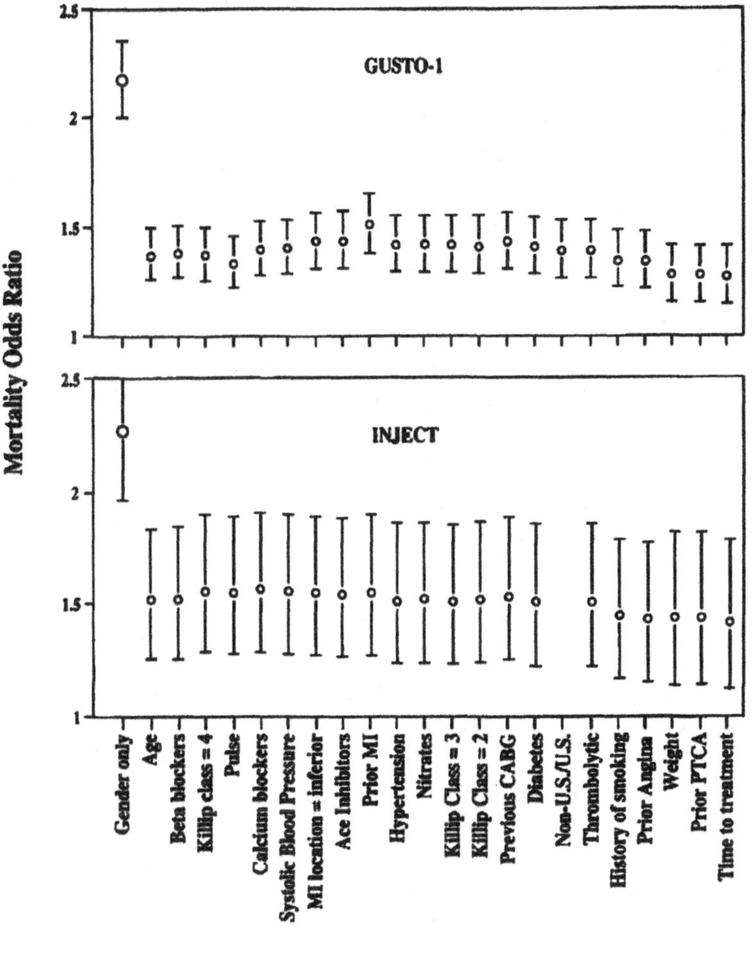

Abbildung 6: Mortality Odds Ratio (30-Day Mortality) after Thrombolytic Therapy for Acute Myocardial Infarction: Effect of Sequential Inclusion of Significant Covariates into the Logistic Model (Rieves 2000)

Another sex-specific difference related to thrombolytic therapy is the different response to recombinant tissue plasminogen activator (rtPA) in acute ischemic stroke. A pooled analysis of 3 randomized clinical trials including 988 women and 1190 men showed that women were significantly more likely to benefit from rtPA compared with men (P=0.04) (Kent et al. 2005, Rathore et al. 2003). Also in an analysis which controlled for a large number of potentially confounding covariates, this difference remained significant.

Safety

Women overall appear to be more frequently affected by adverse drug reactions (ADRs) than men. The sex-specific risk of ADRs has been analysed in 48 national cohort studies of newly marketed drugs in the UK including 221,781 (43.2%) men and 285,862 (55.7%) women (Martin et al. 1998). The overall age-standardised relative risk of an ADR was 60% higher (95% CI, 50-70%) in women than in men (Abbildung 7). Several reasons could be related to the observed sex difference: 1) Lack of dosing according to body weight for many drugs which will result in higher plasma concentrations in women; 2) Pharmacodynamic differences; 3) A higher potential for drug-drug interactions in women due to their intake of a larger number of drugs; 4) Hormonal influences and 5) A higher reporting of ADR by women.

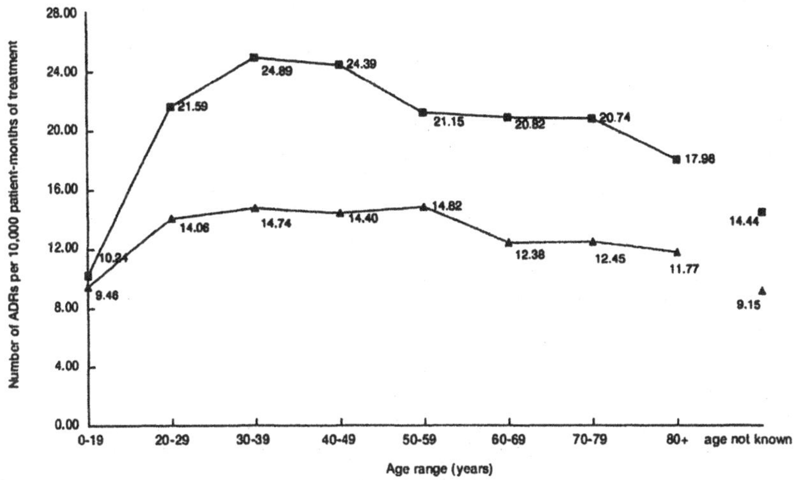

Age and sex specific incidence rates of suspected adverse drug reactions (ADRs) ■ female, ▲ male.

Abbildung 7: Age- and Sex Specific Incidence Rates of Suspected Adverse Drug Reactions (Martin 1998)

Women also appear to suffer more frequently from serious ADRs. In a prospective analysis of the reason of hospital admission in 18,820 patients in England, 7.3% of females and 5.6% of males were admitted because of an ADR. The resulting difference of 1.7% (95% CI, 1.0% - 2.4%) is statistically significant. (Pirmohamed et al. 2004).

Summary and Conclusions

This overview has highlighted some important differences in clinical pharmacology and the effect of drugs between both genders. Women in general have a lower volume of distribution than men which will result in higher plasma concentrations of a drug when the dose is not adjusted to body weight. This difference will be of clinical importance particularly for drugs with a low therapeutic margin or a steep dose-concentration curve. Other reasons for higher plasma concentrations of certain drugs in females are a lower activity of drug metabolizing enzymes of phase 1 and phase 2 metabolism (e.g. CYP1A2, CYP2E1 and UGT2). Exogenous hormones may influence enzyme activity and thereby plasma drug concentrations.

Little is known about differences in pharmacodynamic effects between males and females. Studies investigating such differences have often analysed pharmacodynamic effects in both sexes in relation to the drug dose, with no information available on plasma concentrations of the drug. If differences in pharmacodynamic effects in these studies emerge, confounding by pharmacokinetic differences cannot be excluded. More studies are needed which include measurement of plasma concentrations in the investigation of pharmacodynamic differences.

Up to now, only few examples exist of sex-related differences in therapeutic efficacy. One reason may be related to the fact that these differences were often detectable only in megatrials or in pooled analyses of randomized clinical trials. Since inclusion of women in phase 3 clinical trials has substantially increased, more systematic efforts are needed to investigate sex-related differences in efficacy by pooling the available phase 3 clinical trials. Women have been shown to suffer more frequently from adverse drug reactions than men. This appears also to be the case for serious adverse drug reactions resulting in hospitalization. Both pharmacokinetic and pharmacodynamic differences appear to be important for this sex-related difference.

References

(1995). Randomised, double-blind comparison of reteplase double-bolus administration with streptokinase in acute myocardial infarction (INJECT): trial to investigate equivalence. International Joint Efficacy Comparison of Thrombolytics. *Lancet,* 346, 329-336.

(1999). Single-bolus tenecteplase compared with front-loaded alteplase in acute myocardial infarction: the ASSENT-2 double-blind randomised trial. Assessment of the Safety and Efficacy of a New Thrombolytic Investigators. *Lancet,* 354, 716-722.

Anderson GD (2002). Sex differences in drug metabolism: cytochrome P-450 and uridine diphosphate glucuronosyltransferase. *J.Gend.Specif.Med.,* 5, 25-33.

Anderson GD (2005). Sex and racial differences in pharmacological response: Where is the evidence? Pharmacogenetics, pharmacokinetics, and pharmacodynamics. *Journal of Womens Health,* 14, 19-29.

Apfelbaum JL, Grasela TH, Hug CC, Jr, McLeskey CH, Nahrwold ML, Roizen MF, Stanley TH, Thisted RA, Walawander CA, White PF

(1993). The initial clinical experience of 1819 physicians in maintaining anesthesia with propofol: characteristics associated with prolonged time to awakening. *Anesth.Analg.*, 77, S10-S14.

Barbhaiya RH, Knupp CA, Pittman KA (1992). Effects of age and gender on pharmacokinetics of cefepime. *Antimicrob.Agents Chemother.*, 36, 1181-1185.

Bebia Z, Frye RF, Romkes M, Wilson JW, Cecchetti A, Chaves-Gnecco D, Cannon Y, Huang SM, Branch RA (2003). Selective regulation of individual CYP enzymes by age and gender. *Journal of Investigative Medicine,* 51, S376.

Bednar MM, Harrigan EP, Ruskin JN (2002). Torsades de pointes associated with nonantiarrhythmic drugs and observations on gender and QTc. *Am.J Cardiol.,* 89, 1316-1319.

Benton RE, Sale M, Flockhart DA, Woosley RL (2000). Greater quinidine-induced QTc interval prolongation in women. *Clin.Pharmacol Ther,* 67, 413-418.

Chen ML (2005). Confounding factors for sex differences in pharmacokinetics and pharmacodynamics: Focus on dosing regimen, dosage form, and formulation. *Clinical Pharmacology & Therapeutics,* 78, 322-329.

Cockroft DW, Gault MH (2006). Prediction of creatinine clearance from serum creatinine. *Nephron,* 16, 31-41.

Cummins CL, Wu CY, Benet LZ (2002). Sex-related differences in the clearance of cytochrome P450 3A4 substrates may be caused by P-glycoprotein. *Clinical Pharmacology & Therapeutics,* 72, 474-489.

Divoll M, Greenblatt DJ, Harmatz JS, Shader RI (1981). Effect of age and gender on disposition of temazepam. *J.Pharm.Sci.,* 70, 1104-1107.

Ducharme MP, Slaughter RL, Edwards DJ (1994). Vancomycin pharmacokinetics in a patient population: effect of age, gender, and body weight. *Ther Drug Monit.,* 16, 513-518.

Evelyn B, Toigo T, Banks D, Pohl D, Gray K, Robins B, Ernat J (2001). Women's Participation in Clinical Trials and Gender-Related Labeling: A Review of New Molecular Entities Approved 1995-1999. U.S.Food and Drug Administration, Rockville, Maryland 20857. 6.

Food and Drug Administration (FDA) (2006). Guideline for the study and evaluation of gender differences in the clinical evaluation of drugs. No.58-FR-39406. *Federal Register.*

Frame BC, Facca BF, Nicolau DP, Triesenberg SN (1999). Population pharmacokinetics of continuous infusion ceftazidime. *Clin.Pharmacokinet.,* 37, 343-350.

Gandhi M, Aweeka F, Greenblatt RM, Blaschke TF (2004). Sex differences in pharmacokinetics and pharmacodynamics. *Annual Review of Pharmacology and Toxicology,* 44, 499-523.

Gex-Fabry M, Balant-Gorgia AE, Balant LP, Garrone G (1990). Clomipramine metabolism. Model-based analysis of variability factors from drug monitoring data. *Clin.Pharmacokinet.,* 19, 241-255.

Goldenberg MM (2006). Politics and clinical trials: The inclusion of women. *P&T,* 28(12), 791-796.

Gourlay GK, Kowalski SR, Plummer JL, Cousins MJ, Armstrong PJ (1988). Fentanyl blood concentration-analgesic response relationship in the treatment of postoperative pain. *Anesth.Analg.,* 67, 329-337.

Greenblatt DJ, Divoll M, Harmatz JS, Shader RI (1980). Oxazepam kinetics: effects of age and sex. *J.Pharmacol.Exp.Ther.,* 215, 86-91.

Hagg S, Spigset O, Dahlqvist R (2001). Influence of gender and oral contraceptives on CYP2D6 and CYP2C19 activity in healthy volunteers. *Br.J.Clin.Pharmacol.,* 51, 169-173.

Hoymork SC, Raeder J (2005). Why do women wake up faster than men from propofol anaesthesia? *Br.J.Anaesth.,* 95, 627-633.

Hunt CM, Westerkam WR, Stave GM (1992). Effect of age and gender on the activity of human hepatic CYP3A. *Biochem.Pharmacol,* 44, 275-283.

Jochmann N, Stangl K, Garbe E, Baumann G, Stangl V (2005). Female-specific aspects in the pharmacotherapy of chronic cardiovascular diseases. *Eur.Heart J,* 26, 1585-1595.

Kent DM, Price LL, Ringleb P, Hill MD, Selker HP (2005). Sex-based differences in response to recombinant tissue plasminogen activator in acute ischemic stroke - A pooled analysis of randomized clinical trials. *Stroke,* 36, 62-65.

Kishino S, Nomura A, Itoh S, Nakagawa T, Takekuma Y, Sugawara M, Furukawa H, Todo S, Miyazaki K (2002). Age- and gender-related differences in carbohydrate concentrations of alpha1-acid glycoprotein variants and the effects of glycoforms on their drug-binding capacities. *Eur.J.Clin.Pharmacol.,* 58, 621-628.

Laine K, Tybring G, Bertilsson L (2000). No sex-related differences but significant inhibition by oral contraceptives of CYP2C19 activity as measured by the probe drugs mephenytoin and omeprazole in healthy Swedish white subjects. *Clin.Pharmacol.Ther.,* 68, 151-159.

Lew KH, Ludwig EA, Milad MA, Donovan K, Middleton E, Jr, Ferry JJ, Jusko WJ (2006). Gender-based effects on methylprednisolone pharmacokinetics and pharmacodynamics. *Clin.Pharmacol Ther,* 54, 402-414.

Lindahl A, Ungell AL, Knutson L, Lennernas H (1997). Characterization of fluids from the stomach and proximal jejunum in men and women. *Pharmaceutical Research,* 14, 497-502.

Martin RM, Biswas PN, Freemantle SN, Pearce GL, Mann RD (1998). Age and sex distribution of suspected adverse drug reactions to newly marketed drugs in general practice in England: analysis of 48 cohort studies. *Br.J Clin.Pharmacol,* 46, 505-511.

Miners JO, Attwood J, Birkett DJ (1983). Influence of sex and oral contraceptive steroids on paracetamol metabolism. *Br.J.Clin.Pharmacol.,* 16, 503-509.

Monig H, Baese C, Heidemann HT, Ohnhaus EE, Schulte HM (1990). Effect of oral contraceptive steroids on the pharmacokinetics of phenprocoumon. *Br.J.Clin.Pharmacol.,* 30, 115-118.

Pirmohamed M, James S, Meakin S, Green C, Scott AK, Walley TJ, Farrar K, Park BK, Breckenridge AM (2004). Adverse drug reactions as cause of admission to hospital: prospective analysis of 18 820 patients. *BMJ,* 329, 15-19.

Pleym H, Spigset O, Kharasch ED, Dale O (2003). Gender differences in drug effects: implications for anesthesiologists. *Acta Anaesthesiol.Scand.,* 47, 241-259.

Pritchard JF, Bryson JC, Kernodle AE, Benedetti TL, Powell JR (1992). Age and gender effects on ondansetron pharmacokinetics: evaluation of healthy aged volunteers. *Clin.Pharmacol.Ther.,* 51, 51-55.

Rathore SS, Krumholz HM (2003). Digoxin therapy for heart failure: safe for women? *Ital.Heart J.*, 4, 148-151.

Rathore SS, Wang Y, Krumholz HM (2002). Sex-based differences in the effect of digoxin for the treatment of heart failure. *N.Engl.J Med.*, 347, 1403-1411.

Reigner BG, Welker HA (1996). Factors influencing elimination and distribution of fleroxacin: metaanalysis of individual data from 10 pharmacokinetic studies. *Antimicrob.Agents Chemother.*, 40, 575-580.

Ridker PM, Cook NR, Lee IM, Gordon D, Gaziano JM, Manson JE, Hennekens CH, Buring JE (2005). A randomized trial of low-dose aspirin in the primary prevention of cardiovascular disease in women. *N.Engl.J Med.*, 352, 1293-1304.

Rieves D, Wright G, Gupta G, Shacter E (2000). Clinical trial (GUSTO-1 and INJECT) evidence of earlier death for men than women after acute myocardial infarction. *Am.J.Cardiol.*, 85, 147-153.

Sarton E, Olofsen E, Romberg R, den Hartigh J, Kest B, Nieuwenhuijs D, Burm A, Teppema L, Dahan A (2000). Sex differences in morphine analgesia: an experimental study in healthy volunteers. *Anesthesiology*, 93, 1245-1254.

Schuetz EG, Furuya KN, Schuetz JD (2006). Interindividual variation in expression of P-glycoprotein in normal human liver and secondary hepatic neoplasms. *J Pharmacol Exp Ther*, 275(2), 1011-1018.

Schwartz JB (2003). The influence of sex on pharmacokinetics. *Clinical Pharmacokinetics*, 42, 107-121.

Spranger M, Aspey BS, Harrison MJG (1989). Sex Difference in Antithrombotic Effect of Aspirin. *Stroke*, 20, 34-37.

Tamminga WJ, Wemer J, Oosterhuis B, Weiling J, Wilffert B, de Leij LF, de Zeeuw RA, Jonkman JH (1999). CYP2D6 and CYP2C19 activity in a large population of Dutch healthy volunteers: indications for oral contraceptive-related gender differences. *Eur.J.Clin.Pharmacol.*, 55, 177-184.

Wacher VJ, Wu CY, Benet LZ (2006). Overlapping substrate specificities and tissue distribution of cytochrome P450 3A and P-glycoprotein: implications for drug delivery and activity in cancer chemotherapy. *Mol Carcinog*, 13, 129-134.

Wolbold R, Klein K, Burk O, Nussler AK, Neuhaus P, Eichelbaum M, Schwab M, Zanger UM (2003). Sex is a major determinant of CYP3A4 expression in human liver. *Hepatology*, 38, 978-988.

Yukawa E, Honda T, Ohdo S, Higuchi S, Aoyama T (1997). Population-based investigation of relative clearance of digoxin in Japanese patients by multiple trough screen analysis: an update. *J Clin.Pharmacol*, 37, 92-100.

Gottfried Kreutz: Geschlechterunterschiede bei der Arzneimittelzulassung und -überwachung?

Gruppe Internationale Arzneimittelfragen, Bundesministerium für Gesundheit und Soziale Sicherung, Bonn, Germany

Die Zulassung von Arzneimitteln ist in Deutschland wie in allen Staaten der Europäischen Union ein gesetzlich hoch reguliertes und bezüglich der Anforderungen, die erfüllt sein müssen, bevor ein Fertigarzneimittel auf den Markt gebracht werden darf, weitgehend harmonisiertes Feld. Weitere, räumlich darüber hinausreichende und zu globaler Harmonisierung führende Angleichungen der Anforderungen sind auf den Ebenen der WHO (Weltgesundheitsorganisation) und der ICH (International Conference on Harmonisation) in vielen Zusammenhängen bereits erfolgt.

Jeder einen Antrag stellende pharmazeutische Unternehmer hat im Zulassungsverfahren umfangreich und dem jeweils aktuellen Stand des Wissens entsprechend zu dokumentieren, dass für das Arzneimittel alle Anforderungen zum Beleg der pharmazeutischen Qualität, der therapeutischen Wirksamkeit und der medizinischen Unbedenklichkeit erfüllt sind.

Mit der behördlichen Entscheidung über eine Zulassung werden für ein Arzneimittel die Bedingungen, unter denen eine Vermarktung möglich ist, festgelegt. Im hier zu behandelnden Zusammenhang, der Frage nach Geschlechterunterschieden, ist nur die Erfüllung der Kriterien "Wirksamkeit" und "Unbedenklichkeit" bedeutsam, vorausgesetzt dass geschlechterspezifische Anwendungswege und daraus resultierende geschlechterspezifische Darreichungsformen hier subsummiert werden. Für die bei breiter Anwendung nach der Zulassung voraussichtlich exponierte Subpopulation müssen ausreichende Belege vorhanden sein, somit die Studienpopulation diese in einer Weise repräsentieren, dass unvermeidbare Risiken der Anwendung, seien sie angenommene oder beobachtete, bei der Entscheidung über die Zulassung und ihre Bedingungen so berücksichtigt werden können, dass die Anwendung bei der erwarteten exponierten Bevölkerung einschließlich relevanter Teilpopulationen medizinisch vertretbar erfolgen kann. Die entscheidenden Informationen, unter denen die Anwendung bei einer in dieser Weise generalisierenden Zulassungsentscheidung empfohlen wird, sind für Fachkreise in der Fachinformation, für Patienten sind sie in der Gebrauchsinformation enthalten. Wann immer demnach Geschlechterdifferenzierung nach dem Stand des Wissens geboten ist, stellt die Verfügbarkeit geeigneter Daten eine Zulassungsvoraussetzung dar und das Ergebnis der Bewertung dieser Daten ist in geeigneter Weise Teil dieser schriftlichen Informationen.

Gender in
Cardiorenal and Metabolic Diseases
in Europe

Margaret Forney Prescott: Cardiovascular Disease: Different in Men and Women?

Cardiovascular and Metabolic Clinical Research and Development, Novartis Pharmaceuticals, East Hanover, New Jersey, USA

While the prevalence of cardiovascular disease is greater in men than in women, during any given year more women die of cardiovascular disease than men in both the United States and in Europe (American Heart Association Statistics Committee and Stroke Statistics Subcommittee 2006, British Heart Foundation Statistics 2006). This article will review gender aspects of the major cardiovascular diseases as well as the risk factor that contribute to cardiovascular clinical events. It will also highlight gender differences in the symptoms of myocardial infarction and stroke that are believed to contribute to delayed diagnosis of these acute events.

Coronary Artery Disease

While myocardial infarction occurs more frequently in men than in women, one year mortality rates for women following myocardial infarction are considerably higher in women than in men (The Third International Study of Infarct Survival Collaborative Group 1998). This gender difference continues for many years after myocardial infarction (Vaccarino et al. 2000). The 2006 American Heart Association Statistical Update reported that 25 percent of men and 38 percent of women die within 1 year after having an initial myocardial infarction (American Heart Association Statistics Committee and Stroke Statistics Subcommittee 2006). Although women are generally older when they experience their first myocardial infarction, age is not the sole driver of the disparity in mortality. For example, women under 50 are twice as likely to die after an acute myocardial infarction as men in the same age group (Vaccarino et al. 1999). Morbidity following myocardial infarction is also higher in women. Within 1 year of a recognized myocardial infarction, 18 percent of men versus 35 percent of women will have another myocardial infarction and 22 percent of men versus 46 percent of women will be disabled with heart failure (American Heart Association Statistics Committee and Stroke Statistics Subcommittee 2006). Women also have higher procedural complication rates both during and following percutaneous coronary intervention and coronary bypass surgery (Arnold et al. 1994, Edwards et al. 1998). A recent study following 68,774 Canadian patients after coronary bypass surgery found that women had higher rates of cardiac readmission both within the first year and later (Guru et al. 2006). In addition to differences in complication rates and second event rates, it is important to note that the actual pathology of coronary atherosclerotic lesions responsible for myocardial infarction, the so-called vulnerable plaque lesions, can differ in men and women. In subjects dying of coronary thrombosis and sudden coronary death, plaque erosion without rupture was found to be more common in women, whereas typical plaque rupture was more common in men (Farb et al. 1996).

Stroke

Although the prevalence rates for stroke are similar in men and women, the mortality rate in women is almost twice that of men. In 2003, the prevalence of stroke in the USA was 2.5 percent for men and 2.6 percent for women (American Heart Association Statistics Committee and Stroke Statistics Subcommittee 2006). In Sweden, stroke incidence has been reported to be increasing in both men and women, with a larger increase in women (Medin et al. 2004). The greatest gender difference, however, is in mortality. In the USA in 2003, mortality from stroke was 39 percent in men versus 61 percent in women (American Heart Association Statistics Committee and Stroke Statistics Subcommittee 2006). Worse outcome, as well as sex differences in the medical management of stroke, has also been reported in Scandinavia and Europe (Glader et al. 2003, Arboix et al. 2001).

Risk Factors

Although risk factors for cardiovascular disease are similar in men and women, prevalence rates for such risk factors as well as the individual contribution of these risk factors to progression of cardiovascular disease differs by gender.

Hypertension

The overall incidence of hypertension is higher in women than men. There are also important age and hormone-related aspects to elevated blood pressure in women. Until the age of 55, a higher percentage of men than women have hypertension. From 55 years of age onwards, the ratio shifts to a higher incidence of hypertension in women (American Heart Association Statistics Committee and Stroke Statistics Subcommittee 2006). It is especially interesting to look at the differences in incidence in men and women in the decade 45-54 years of age versus the decade 55-64 years of age (i.e. age differences that represent the transition to menopause in women). In the NHANES Study conducted between 1999 and 2002, it was reported that the incidence of hypertension between the 45-54 year old age group and the 55-65 year old age group increased 36 percent in men versus 67 percent in women (American Heart Association Statistics Committee and Stroke Statistics Subcommittee 2006). Young women have a more compliant central arterial tree than young men, but with aging the aorta becomes stiffer in older women than in older men (Waddell et al. 2001). Diastolic blood pressures are lower among adult females across all age categories, however the prevalence of isolated systolic hypertension has been shown to be higher in women than men at age 44 and older (Martins et al. 2001).

While hypertension appears to be equally important as the key risk factor for stroke in both men and women, there are important gender differences in the role of hypertension in the etiology of congestive heart failure. For example, in the Framingham Heart Study, the hazard for developing heart failure in hypertensive subjects was increased 2 fold in men and 3.2 fold in women after adjustment for age (Levy et al. 1996). In men, the primary etiology of heart failure is not hypertension, but rather is myocardial infarction (Levy et al. 1996). Gender differences have also been reported in the association of hypertension with acute coronary syndromes. Ina recent analysis of two large trials, SYMPHONY and Second SYMPHONY, the prevelance of hypertension among US patients presenting with acute coronary syndromes was 69 percent among women and 50 percent among men (Frazier et al. 2005).

There are specific aspects of hypertension in the pre-menopausal woman that merit special note. For example, hypertension is more common in women taking oral contraceptives, especially if they are obese (The Joint National Committee on Prevention, Detection, Evaluation, and Treatment of High Blood Pressure 1997). Hypertension during pregnancy also deserves special consideration. Blood problems during pregnancy fall into four categories: 1) pre-existing hypertension, 2) gestational hypertension (lasting only during the pregnancy), 3) pre-eclampsia (dangerously high blood pressure and protein in the urine) or eclampsia (if seizures occur), and 4) pre-eclampsia superimposed on chronic hypertension. Pre-eclampsia affects not only the placenta, but it also can affect multiple organ systems in the mother, including the kidneys, liver, and brain. Pre-eclampsia is a leading cause of fetal complications, which include low birth weight, premature birth, and stillbirth. Eclampsia is the second leading cause of maternal death in the USA (Campbell 2000). High blood pressure problems occur in 6 to 8 percent of all pregnancies in the USA, about 70 percent of which are first-time pregnancies (National High Blood Pressure Education Program Working Group 2006). Although the proportion of pregnancies with gestational hypertension and eclampsia has remained about the same in the USA over the past decade, the rate of pre-eclampsia has increased by nearly one-third. This increase is due in part to a rise in the numbers of older mothers and multiple births, where pre-eclampsia occurs more frequently (National High Blood Pressure Education Program Working Group 2006). Hypertension during pregnancy is not only a health risk for both the mother and fetus during the actual pregnancy, but also imparts a higher risk for cardiovascular disease in the mother in later life. Women with a history of gestational hypertension or pre-eclampsia/eclampsia are at increased risk of hypertension, diabetes and stroke as early as seven years following the problem pregnancy (Albareda et al. 2003, Wilson et al. 2003).

Dyslipidemia

Dyslipidemia is more common in men than in women. High levels of low density lipoprotein (LDL) as well as low levels of high density lipoprotein (HDL) are more frequently observed in men (American Heart Association Statistics Committee and Stroke Statistics Subcommittee 2006). An important gender component to dyslipidemia is the fact that following menopause, women demonstrate a shift in LDL subtype. LDL cholesterol levels are generally lower in women than in men until menopause, when levels increase and LDL particles become smaller, denser, and thus more atherogenic (Carr et al. 2000). Plasma remnant lipoprotein-cholesterol levels are also elevated in postmenopausal versus premenopausal women (Sanada et al. 2000). An important and often over-looked aspect to gender difference in dyslipidemia is the fact that triglyceride and HDL levels may have greater predictive potential for cardiovascular disease in women compared with men. This has been shown both in the Framingham Study and in the Lipid Research Clinics'

Follow-Up Study where HDL-C and triglycerides were better predictors of coronary risk and cardiovascular mortality in women than total cholesterol or LDL cholesterol (Castelli et al. 1992, Bass et al. 1993).

Diabetes

The total number of diagnoses of diabetes per year is similar in men and women (American Heart Association Statistics Committee and Stroke Statistics Subcommittee 2006). However, in women, diabetes represents a stronger risk factor for development of clinically significant heart disease. Indeed, as reported by the American Heart Association, in the USA in 2002, mortality in patients due to diabetic causes was 46.8 percent for men and 53.3 percent for women (American Heart Association Statistics Committee and Stroke Statistics Subcommittee 2006). A population-based study of over 13,000 men and women in Denmark showed that in type 2 diabetics, the relative risk for myocardial infarction was increased up to 4.5 fold in women whereas in men the relative risk increased up to 2 fold. This study also found that the relative risk for stroke was increased up to 6.5 fold in diabetic women versus an increase of up to 2 fold in men, a difference that was statistically significant (Almdal et al. 2004). In the US population as well, diabetes increases the risk of stroke, with a risk ratio ranging from 1.8 to almost 6.0 and higher risk in female diabetics (American Heart Association Statistics Committee and Stroke Statistics Subcommittee 2006). Several European studies have also demonstrated that diabetes is a greater risk factor for stroke in women than in men (Goldstein et al. 2001, Lukovits et al. 1999).

Symptoms of acute cardiovascular events

Perhaps the most important gender difference for both physicians and the general public to be aware of is the fact that men and women often experience different symptoms for myocardial ischemia, myocardial infarction, and stroke. While classic chest pain is a common symptom of myocardial infarction in both genders, it is not unusual for women to have no chest pain, but rather to experience back pain. Pain in the jaw, abdomen or neck is also more common in women, as is nausea and shortness of breath (Zucker et al. 1997). Regarding stroke symptoms, while both genders commonly exhibit sudden changes in speech and/or motor function, in women these symptoms can be accompanied by symptoms of heart disease such as heart palpitations or chest pain. A recent study found that women were 62 percent more likely than men to say they were feeling sensations that are not considered "traditional" stroke symptoms (Labiche et al. 2002).

These differences in symptoms frequently result in misdiagnosis and/or delayed treatment for acute cardiac or cerebrovascular events in women (Kannel et al. 1985, Herlitz et al. 1999, McGruder et al. 2006). In a recent study of patients with acute myocardial infarction presenting at Accident and Emergency Departments in Dublin, there were notable gender differences in time to diagnosis and treatment. Women experienced greater 'Triage to first medical assessment' delays than men, waited a median of 10 minutes longer for their first medical contact, and experienced 18 minutes longer 'door to needle' time. (O'Donnell et al. 2005). The most striking difference was that men received a bed in the coronary care unit almost one hour sooner than women (O'Donnell et al. 2005). Very significant gender differences in time form onset of myocardial ischemia symptom onset to time of hospital presentation (such as the difference of 14 hours in women versus 2.8 hours in men recently reported [O'Donnell et al. 2006]) may also contribute to poorer outcomes in women.

Summary

Despite the fact that more women die from cardiovascular disease than men every year, surveys show that neither women nor their physicians appreciate the magnitude of this risk (American Heart Association Statistics Committee and Stroke Statistics Subcommittee 2006, Stramba-Badiale et al. 2006). Cardiovascular disease is a serious epidemic in the female population. It is imperative for clinicians to increase their awareness of sex-based differences in risk factors and disease symptoms to effectively refocus cardiovascular care in this population. Cardiovascular risk factors should be assessed in women starting much earlier than menopause and should be treated as aggressively in women as in men.

References

Albareda M, Caballero A, Badell G, Piquer S, Ortiz A, de Leiva A, Corcoy R (2003). Diabetes and abnormal glucose tolerance in women with previous gestational diabetes. *Diabetes Care,* 26, 1199-205.

Almdal T, Scharling H, Jensen JS, Vestergaard H (2004). The independent effect of type 2 diabetes mellitus on ischemic heart disease, stroke, and death: a population-based study of 13,000 men and women with 20 years of follow-up. *Arch Intern Med,* 164, 1422-1426.

American Heart Association Statistics Committee and Stroke Statistics Subcommittee (February 14, 2006). Heart Disease and Stroke Statistics - 2006 Update. *Circulation,* e85-e151.

Arboix A, Oliveres M, Garcia-Eroles L, Maragall C, Massons J, Targa C (2001). Acute Cerebrovascular Disease in Women. *Eur Neurol,* 45, 199-205.

Arnold AM, Mick MJ, Piedmonte MR, Simpfendorfer C (1994). Gender differences for coronary angioplasty. *Am J Cardiol,* 74, 18-21.

Bass KM, Newschaffer CJ, Klag MJ, Bush TL (1993). Plasma lipoprotein levels as predictors of cardiovascular death in women. *Arch Intern Med,* 153, 2209-16.

British Heart Foundation Statistics website (accessed February 9, 2006). http://www.heartstats.org/datapage.asp?id=754.

Campbell DM. Hypertension in pregnancy (2000). In: Bulpitt CJ, (ed.), *Handbook of hypertension.* (Vol 20). Epidemiology of hypertension. New York, NY: Elsevier Science.

Carr MC, Kim KH, Zambon A, et al. (2000). Changes in LDL density across the menopausal transition. *J Investig Med,* 48, 245-50.

Castelli WP, Anderson K, Wilson PWF, Levy D (1992). Lipids and risk of coronary heart disease: the Framingham Study. *Ann Epidemiol,* 2, 23-28.

Edwards FH, Carey JS, Grover FL, Bero JW, Hartz RS (1998). Impact of gender on coronary bypass surgery mortality. *Ann Thorac Surg,* 66, 125-131.

Farb A, Burke AP, Tang AL, Liang TY, Mannan P, Smialek J, Virmani R (1996). Coronary plaque erosion without rupture into a lipid core. A frequent cause of coronary thrombosis in sudden coronary death. *Circulation,* 93, 1354-63.

Frazier CG, Shah SH, Armstrong PW, Bhapkar MV, McGuire GK, et al. for the SYMPHONY and the Second SYMPHONY Investigators (2005). Prevalence and management of hypertension in acute coronary syndrome patients varies by sex: Observations from the Sibrafiban versus aspirin to Yield Maximum Protection from ischemic Heart events postacute cOroNary sYndromes (SYMPHONY) randomized clinical trials. *Am Heart J,* 150, 1260-7.

Glader EL, Stegmayr B, Norrving B, Terent A, Hulter-Asberg K, Wester PO, Asplund K; Riks-Stroke Collaboration (2003). Sex Differences in Management and Outcome After Stroke: a Swedish national perspective. *Stroke,* 34, 1970-5.

Goldstein LB, Adams R, Becker K, Furberg CD, Gorelick PB, Hademenos G, Hill M, Howard G, Howard VJ, Jacobs B, Levine SR,Mosca L, Sacco RL, Sherman DG, Wolf PA, del Zoppo GJ (2001). Primary prevention of ischemic stroke: a statement for healthcare professionals from the Stroke Council of the American Heart Association. *Stroke,* 32, 280-299.

Guru V, Fremes SE, Austin PC, Blackstone EH, Tu JV (2006). Gender differences in outcomes after hospital discharge from coronary artery bypass grafting. *Circulation,* 113, 507-516.

Herlitz J, Bang A, Karlson BW, Hartford M (1999). Is there a gender difference in aetiology of chest pain and symptoms associated with acute myocardial infarction? *Eur J Emerg Med,* 6, 311-5.

Kannel WB, Dannenberg AL, Abbott RD (1985). Unrecognized myocardial infarction and hypertension: the Framingham Study. *Am Heart J,* 109, 581-5.

Labiche LA, Chan W, Saldin KR, Morgenstern LB (2002). Sex and acute stroke presentation. *Ann Emerg Med,* 40, 453-60.

Levy D, Larson MG, Vasan RS, Kannel WB, Ho KK (1996). The progression from hypertension to congestive heart failure. *JAMA,* 275, 1557-62.

Lukovits, TG, Mazzone, T, Gorelick, PB (1999). Diabetes mellitus and cerebrovascular disease. *Neuroepidemiology,* 18, 1-14.

Martins D, Nelson K, Pan D, Tareen N, Norris K (2001). The effect of gender on age-related blood pressure changes and the prevalence of isolated systolic hypertension among older adults: data from NHANES III. *J Gend Specif Med,* 4, 10-20.

McGruder HF, Croft JB, Zheng ZJ (2006). Characteristics of an "Ill-Defined" Diagnosis for Stroke: Opportunities for Improvement. *Stroke,* 37, 781-789.

Medin J, Nordlund A, Ekberg K; Swedish Hospital Discharge Register (2004). Increasing stroke incidence in Sweden between 1989 and 2000 among persons aged 30 to 65 years: evidence from the Swedish Hospital Discharge Register. *Stroke,* 35, 1047-51.

National High Blood Pressure Education Program Working Group. Report on high blood pressure in pregnancy (accessed March 27, 2006). http:www.nhlbi.gov/health/public/heart/hbp/hbp/preg.htm.

O'Donnell S, Condell S, Begley C, Fitzgerald TS (2005). In-hospital care pathway delays: gender and myocardial infarction. *J Adv Nursing,* 52, 14-21.

O'Donnell S, Condell S, Begley C, Fitzgerald T (2006). Pre-hospital care pathway delays: gender and myocardial infarction. *J Adv Nurs,* 53, 268-76.

Sanada M, Nakagawa H, Kodama I, Sakasita T, Ohama K (2000). The effect of hormone replacement therapy on metabolism of lipoprotein remnants in postmenopausal women. *Maturitas,* 34, 75-82.

Stramba-Badiale M, Fox KM, Priori SG, Collins P, Daly C, Graham I, Jonsson B, Schenck-Gustafsson K, Tendera M (2006). Cardiovascular diseases in women: a statement from the policy conference of the European Society of Cardiology. *Eur Heart J,* 27, 994-1005.

The Joint National Committee on Prevention, Detection, Evaluation, and Treatment of High Blood Pressure (1997). The sixth report of the Joint National Committee on Prevention, Detection, Evaluation, and Treatment of High Blood Pressure. *Arch Int Med,* 157, 2413-2446.

The Third International Study of Infarct Survival Collaborative Group (1998). *N Engl J Med,* 338, 8-14.

Vaccarino V, Parsons L, Every NR, Barron H, Krumholz, HM (1999). Sex-Based Differences in Early Mortality after Myocardial Infarction. The National Registry of Myocardial Infraction 2 Participants. *N Engl J Med,* 341, 217-25.

Vaccarino V, Berkman LF, Krumholz HM (2000). Long-term Outcome of Myocardial Infarction in Women and Men: a population perspective. *Am J Epidemiol,* 152, 965-973.

Waddell TK, Dart AM, Gatzka CD, Cameron JD, Kingwell BA (2001). Women exhibit a greater age-related increase in proximal aortic stiffness than men. *J Hypertens,* 19, 2205-2212.

Wilson BJ, Watson MS, Prescott GJ, Sunderland S, Campbell DM, Hannaford P, Smith WC (2003). Hypertensive diseases of pregnancy and risk of hypertension and stroke in later life: results from cohort study. *Br Med Journal,* 326, 845-849.

Zucker DR, Griffith JL, Beshansky JR, Selker HP (1997). Presentation of acute myocardial infarction in men and women. *J Gen Intern Med,* 12, 79-87.

Marco Stramba-Badiale[1,2], Karine Goulene[2]: Gender and Stroke

[1] Chairperson of the European Society of Cardiology Policy Conference on Cardiovascular Diseases in Women

[2] Stroke Unit, IRCCS Istituto Auxologico Italiano, Milan, Italy

Stroke is a major cause of death in both, men and women. However, data released in 2004 by the World Health Organization show that in the European countries stroke is a relatively more frequent cause of death in women than in men (18% and 11%, respectively). Accordingly, stroke represents the third cause of mortality in men and the second in women (Stramba-Badiale et al. 2006). It has to be noted that breast cancer, which is perceived as one major threat for women, accounts only for 3% of deaths. Furthermore, approximately 50% of patients who survive a stroke are not independent. In fact, stroke represents the first cause of disability and the second cause of dementia.

Gender differences after acute stroke

Gender differences in the clinical presentation and outcome of stroke have been suggested. In order to assess the clinical impact of stroke in women and men, the degree of neurological impairment and that of disability at hospital discharge and at 1 year were evaluated in 269 consecutive patients (149 men and 120 women) admitted to our Stroke Unit (Goulene et al. 2006). Neurological impairment was expressed with the NIH Stroke Scale, the higher the score the higher the degree of neurological impairment. The degree of disability at hospital discharge was expressed with the Barthel Index. At 1 year disability expressed with the modified Rankin Scale was evaluated.

The NIH Stroke Scale score was 4.3 ± 5.4 in men and 6.6 ± 7.9 in women ($p=0.013$), indicating a higher neurological impairment in females. Also the degree of disability at hospital discharge was higher in women than in men, as expressed by a lower Barthel Index score (65 ± 35 vs 82 ± 30; $p<0.001$). At 1 year more men (61%) than women (48%) were completely independent, while severe disability was more frequent in women (32%) than in men (12%) ($p=0.032$).

These gender differences are only partially explained by the older age of women at the time of stroke (76 $\pm$ 12 vs 69 $\pm$ 12; $p<0.001$), as they persist when the analysis is performed in the stroke patients older than 75 years.

Atrial fibrillation and stroke in men and women

It has been shown that women with atrial fibrillation have a higher risk of stroke when compared with men. In fact, the EURO Heart Survey showed that women have higher values of CHADS2 score, a chart that expresses the risk of stroke on the basis of risk factors (coronary heart disease, heart failure, age, diabetes and previous cerebrovascular event) associated with atrial fibrillation (Gage et al. 2001). Indeed, in the ATRIA study on about 15,000 patients with atrial fibrillation studied prospectively (Fang et al. 2005), the annual incidence of thromboembolism without warfarin therapy was significantly higher in women than in men, especially in women older than 75 years, even after adjustment for age and risk factors. During warfarin therapy the annual rates of thromboembolism and of all major hemorrhages were similar and the rate of intracranial hemorrhage was even lower in women than in men.

However, despite a similar beneficial effect of anticoagulant therapy, a smaller percentage of women with atrial fibrillation who suffered a stroke were treated with warfarin, while more than 50% of them did not receive any antithrombotic therapy prior to the acute cerebrovascular event (Goulene et al. 2006).

It has been shown that the extent of cerebral infarcts due to embolism from the heart is usually greater than for other types of ischemic stroke. Indeed, women with stroke differ from men for a higher prevalence of atrial fibrillation (42% vs 22%; $p=0.001$), the most important cause of cardioembolic stroke (Goulene et al. 2006). This difference may partly explain the worse outcome of women after acute stroke.

Gender differences in the acute management of stroke

Gender differences in the clinical management of stroke have been demonstrated. A multicenter study conducted in Europe (Di Carlo et al. 2003) showed that after acute stroke women are less likely than men to receive brain imaging, Doppler examination, echocardiogram, and angiography. Moreover, the percentage of women who do not receive thrombolytic therapy after acute ischemic stroke is higher when compared with men (Reed et al. 2001). However, women have been shown to benefit more than men from this therapy (Kent et al. 2005). Thrombolytic therapy after stroke should be administered within the first 3-6 hours after the onset of symptoms, since after this period of time the risk of bleedings outweights the benefit of treatment. The percentage of women who reach the hospital within 3 or 6 hours is lower than that of men (Goulene et al. 2006) and this delay may be one of the reasons of a lower use of thrombolysis in females.

Conclusions

Stroke is a relatively more important cause of death in women than in men and it is associated with a higher neurological impairment and a higher degree of disability in females. These gender differences are only partially dependent of the older age of women at the time of stroke. A higher prevalence of atrial fibrillation and cardioembolic stroke in women may partially explain the differences in outcome after stroke. Despite the higher risk of stroke and a similar efficacy of therapy, a higher proportion of women with atrial fibrillation who experienced a stroke did not receive anticoagulant therapy prior to the acute cerebrovascular event. Despite the worse outcome after stroke and a greater efficacy of thrombolytic therapy, women are undertreated with acute tPA, mostly for a greater delay in hospital arrival after the onset of symptoms.

References

Di Carlo A, Lamassa M, Baldereschi M, Pracucci G, Basile AM, Wolfe CD, Giroud M, Rudd A, Ghetti A, Inzitari D (2003). European BIOMED Study of Stroke Care Group. Sex differences in the clinical presentation, resource use, and 3-month outcome of acute stroke in Europe: data from a multicenter multinational hospital-based registry. *Stroke,* 34(5), 1114-9.

Fang MC, Singer DE, Chang Y, Hylek EM, Henault LE, Jensvold NG, Go AS (2005). Gender differences in the risk of ischemic stroke and peripheral embolism in atrial fibrillation: the AnTicoagulation and Risk factors In Atrial fibrillation (ATRIA) study. *Circulation,* 112(12), 1687-91.

Gage BF, Waterman AD, Shannon W, et al. (2001). Validation of clinical classification schemes for predicting stroke: results from the National Registry of Atrial Fibrillation. *JAMA*, 285, 2864-2870.

Goulene K, Santalucia P, Leonetti G, Stramba-Badiale M (2006). Gender differences in the clinical presentation and outcome of acute stroke. *Stroke*, 37, 648.

Kent DM, Price LL, Ringleb P, Hill MD, Selker HP (2005). Sex-based differences in response to recombinant tissue plasminogen activator in acute ischemic stroke: a pooled analysis of randomized clinical trials. Stroke, 36(1), 62-5.

Reed SD, Cramer SC, Blough DK, Meyer K, Jarvik JG (2001). Treatment with tissue plasminogen activator and inpatient mortality rates for patients with ischemic stroke treated in community hospitals. *Stroke*, 32(8), 1832-40.

Stramba-Badiale M, Fox KM, Priori SG, Collins P, Daly C, Graham I, Jonsson B, Schenck-Gustafsson K, Tendera M (2006 Mar 7). Cardiovascular diseases in women: a statement from the policy conference of the European Society of Cardiology. *Eur Heart J.*, [Epub ahead of print].

Vera Regitz-Zagrosek: Geschlechterunterschiede bei Herzinsuffizienz

Frauengesundheitsforschung - Herz-Kreislauf, Center for Cardiovascular Research (CCR), Charité – Universitätsmedizin Berlin, Germany

Zusammenfassung

Die Epidemiologie der Herzinsuffizienz unterscheidet sich bei Männern und Frauen. Die dominierenden Risikofaktoren bei Frauen sind Diabetes und Hypertrophie gegenüber Atherosklerose und Myokardinfarkt bei Männern.

Der Verlauf der Herzinsuffizienz ist in der Regel bei Frauen gutmütiger als bei Männern. Es gibt allerdings einen erheblichen Unterschied zwischen einem relativ günstigen Verlauf in klinischen Studien mit einer jährlichen Mortalität um 10-15% und dem ungünstigeren Verlauf in der Bevölkerung mit einer Zweijahresmortalität um 50%. Bei Frauen steht diastolische Herzinsuffizienz, bei Männern systolische Herzinsuffizienz im Vordergrund. Beide haben eine hohe Mortalität.

Die Pathophysiologie der Herzinsuffizienz ist von Ventrikeldilatation, Fibrose und Apoptose gekennzeichnet. In gesunden alternden Herzen treten Apoptose, Zellnekrose und Fibrose bei Frauen später und in geringerem Umfang auf als bei Männern. Dies mag Implikationen für den Verlauf haben. Er ist in zahlreichen Tiermodellen für Herzinsuffizienz bei weiblichen Tieren günstiger als bei den männlichen. Östrogenrezeptoren sind im männlichen und weiblichen Herzen nachweisbar und spielen wahrscheinlich eine wichtige Rolle in der Pathophysiologie.

Angemessene diagnostische Verfahren bei Herzinsuffizienz werden bei Frauen seltener eingesetzt als bei Männern. Frauen erhalten seltener bei gegebener Indikation eine Echokardiographie. Für die medikamentöse Therapie der Herzinsuffizienz existieren Leitlinien. Diese werden in unterschiedlichen europäischen Regionen unterschiedlich gut befolgt und bei Frauen schlechter als bei Männern. Einige wichtige Herzinsuffizienzmedikamente wie Digitalis und Antiarrhythmika weisen in ihrer Wirkung erhebliche Geschlechterunterschiede auf; Diskussionen gibt es auch zu Betablockern und ACE-Hemmern. Invasive Therapie der Herzinsuffizienz wird bei Frauen seltener genutzt; es werden weniger Frauen transplantiert, wenige erhalten biventrikulare Schrittmachersysteme und bei wenigen Frauen werden mechanische Herzunterstützungssysteme implantiert.

1. Epidemiologie der Herzinsuffizienz

Es ist bekannt, dass Herzerkrankungen Erkrankungen des hohen Alters sind. Schon die Analyse der Framingham-Studie hat gezeigt, dass etwa 10% der Menschen über 70 Jahre in unserer Bevölkerung betroffen sind (Kannel et al. 1991). Weiter ist bekannt, dass Bluthochdruck und Diabetes die wichtigsten Risikofaktoren der Herzinsuffizienz bei Frauen sind. Hypertonie verursacht etwa 60% der Herzinsuffizienzfälle bei Frauen und 38% bei Männern (Levy et al. 1996). Diabetes verursacht etwa 10% der Herzinsuffizienzfälle bei Frauen und 5% bei Männern. Demgegenüber führen Myokardinfarkte zu etwa 10% der Herzinsuffizienzfälle bei Frauen und 36% bei Männern. Allerdings ist die Sterblichkeit der Myokardinfarkte bei Frauen höher als bei Männern; sowohl große Studien aus den USA als auch aktuelle Analysen des Berliner Herzinfarktregisters haben gezeigt, dass vor allem bei den jüngeren Frauen in USA (Vaccarino et al. 1999) und über das gesamte Altersspektrum in Deutschland in Berlin (Theres et al. 2004) die Sterblichkeit der Frauen an einem Infarkt höher ist als bei Männern. Diabetes wirkt sich als Risiko für koronare Herzerkrankungen und auch bei Herzinsuffizienz bei Frauen ungünstiger aus als bei Männern (Regitz-Zagrosek et al. 2005, Regitz-Zagrosek et al. 2004, Regitz-Zagrosek et al. 2006). Auch nach Koronaroperationen ist die Sterblichkeit der Frauen höher als die der Männer; hier findet sich eine Übersterblichkeit der Frauen früh nach Bypass-Operationen, vor allem in den jüngeren Altersgruppen. Die Hauptrisikofaktoren der Frauen sind Hypertonie und Diabetes (Abbildung 8 und Abbildung 9).

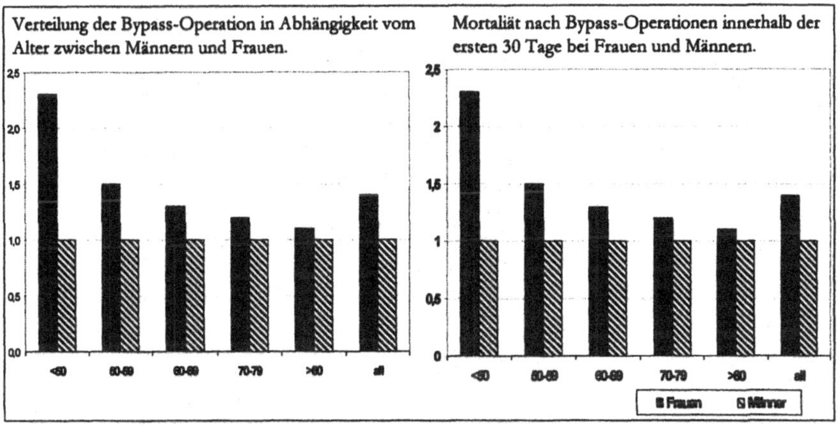

In den jüngeren Altersgruppen werden deutlich weniger Frauen operiert.

In den jüngeren Altersgruppen ist die Mortalität bei Frauen höher.

Abbildung 8: Verteilung der Bypass-Operationen und Sterblichkeit

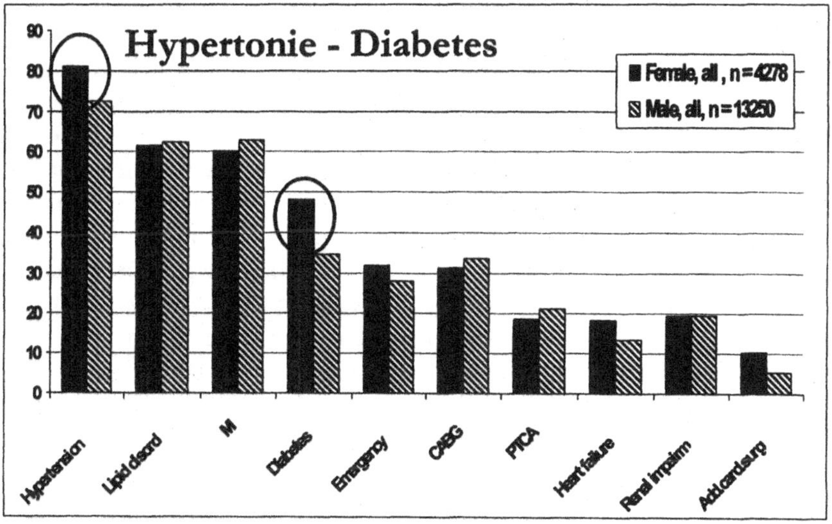

Abbildung 9: Risikofaktoren bei 17.528 Patientinnen und Patienten, dies sich einer Bypass-Operation unterzogen haben. Hypertonie und Diabetes waren bei Frauen höher.

Übergewicht stellt allein einen erheblichen Risikofaktor für Herzinsuffizienz dar und diese Konstellation findet sich ebenfalls bei Frauen häufiger als bei Männern. Komplikationen wie Arrhytmien und plötzlicher Herztod sind in der Bevölkerung ebenfalls ungleichmäßig verteilt; während der plötzliche Herztod insbesondere bei Männern mit koronarer Herzerkrankung deutlich häufiger ist als bei Frauen, tritt der plötzliche Herztod bei strukturell gesunden Herzen häufiger bei Frauen auf.

2. Pathophysiologie

Neue Gründe für die unterschiedliche Epidemiologie mögen sich zum Teil in der Pathophysiologie finden. In alternden menschlichen Herzen wurde gezeigt, dass Zelltod entweder auf dem Boden von Nekrose oder von Apoptose in weiblichen Herzen seltener ist als bei Männern und dass darüber hinaus auch die resultierende Fibrose in weiblichen Herzen seltener ist als in männlichen Herzen. (Olivetti et al. 1995)

Myokardhypertrophie, ein häufiger Vorläufer der Herzinsuffizienz, entwickelt sich bei Frauen eher als physiologische Hypertrophie, während sie bei Männern eher als exzentrische Hypertrophie auftretend zu Dilatation und Funktionsverlust führt. Bei mechanischer Belastung kommt es bei den Frauen zu einer konzentrischen Hypertrophie mit erhaltener Funktion, in den männlichen Herzen eher zu einer exzentrischen Hypertrophie und Dilatation (Carroll et al. 1992). Einige Tiermodelle für Herzinsuffizienz bestätigen die Geschlechterunterschiede. Es gibt eine Reihe von transgenen Tiermodellen, bei denen eine Genmutation bei männlichen Tieren zu einer Dilatation und Herzinsuffizienz führt, während die weiblichen Tiere entweder nicht betroffen sind oder einen sehr viel schwächeren Phänotyp entwickeln. Häufig können männliche Tiere durch Östrogengabe gerettet werden. Auch Training auf dem Laufrad führt bei weiblichen Tieren zu anderen Hypertrophieformen als bei männlichen Tieren. Interessanterweise unterscheiden sich hier Trainingsformen, die mit mehr oder weniger Stress für die Tiere verbunden sind wie Schwimmen, freiwilliges Laufen und stimuliertes Laufen, ganz erheblich. Östrogenrezeptoren spielen wahrscheinlich eine erhebliche Rolle in der Entwicklung der Herzinsuffizienz. Wir konnten zeigen, dass Östrogenrezeptoren α und β im männlichen und weiblichen Herzen vorhanden sind. Diese Rezeptoren sind in Myozyten, Fibroblasten und in den vaskulären Zellen lokalisiert. Weiter lässt sich eine Heraufregulation der

Östrogenrezeptoren bei Myokardhypertrophie und bei Herzinsuffizienz nachweisen (Eder et al. 2006, Nordmeyer et al. 2004). Interessanterweise sind die Rezeptoren im gesunden Herz an den Glanzstreifen, an den intercalated discs, lokalisiert und gehen bei Herzinsuffizienz von diesen verloren.

Östrogenrezeptoren vermitteln bei Herzinsuffizienz genomische und nicht-genomische Signale. Zu den genomischen Signalen gehören Veränderungen der Gen-Transkription, die nach Aktivierung induziert werden. Östrogenrezeptoren können sich an spezielle Stellen der DNA binden und über östrogenresponsive Elemente in den Promotoren mancher Zielgene deren Expression induzieren oder steigern. Hierzu gehören z.B. die wichtigen protektiven Enzyme aus der Gruppe der NO-Synthasen. Darüber hinaus können Östrogenrezeptoren auch Signaltransduktionskaskaden im Cytoplasma aktivieren. Daran sind wahrscheinlich Rezeptoren beteiligt, die aus dem Plasma an die Zellmembran transduzieren können und von hier aus zu einer Aktivierung des MAP-Kinase-Weges und der ERK-Signaltransduktion führen. Auch diese Wege führen zum Teil zu einer schnellen Aktivierung der NO-vermittelten Effekte. Darüber hinaus scheint Östrogen über schnelle Signaltransduktionswege, die Aktivierung von Ionenkanälen zu beeinflussen. Östrogenrezeptoren interagieren mit β-Adrenergen-Rezeptoren und dem Kalziumstoffwechsel in Myozyten und glatten Muskelzellen.

3. Klinik

Herzinsuffizienz heißt, dass das Herz unfähig ist, eine ausreichende Blutmenge zur Versorgung des Organismus ohne Inanspruchnahme pathologischer Kompensationsmechanismen zu pumpen. Herzinsuffizienz kann einmal auf eine Pumpschwäche des Herzens zurückzuführen sein, das heißt auf eine systolische Dysfunktion, bei der in der Systole nicht genügend Blut ausgeworfen werden kann oder auf eine diastolische Dysfunktion, bei der das Herz aufgrund erhöhter Steifigkeit nicht ausreichend gefüllt werden kann und es zu einem Rückstau von Blut in die Lunge mit dem Symptom der Atemnot kommt. Über lange Jahre haben wir unter Herzinsuffizienz vor allem die systolische Dysfunktion verstanden. Sie wird mit der Hilfe der kardialen Auswurffraktion quantifiziert. Systolische Dysfunktion in der Bevölkerung ist häufiger bei Männern. Alle Leitlinien, die wir derzeit zur Therapie der Herzinsuffizienz haben, beziehen sich ausschließlich auf die Behandlung der systolischen Dysfunktion. Der Verlauf der systolischen Dysfunktion ist in der Regel bei Frauen günstiger als bei Männern bzw. weniger schwer als bei Männern. Es gibt in ihrem Verlauf jedoch erhebliche Unterschiede in den multizentrischen, großen klinischen Studien mit einer jährlichen Mortalität von 10-15% und in der Gesamtbevölkerung mit einer Mortalität von bis zu 50% in zwei Jahren. Der wichtigste Vorläufer der systolischen Dysfunktion ist die Myokardhypertrophie; Myokardhypertrophie tritt bei Frauen später auf als bei Männern; wenn vorhanden, ist sie jedoch ein stärkerer ungünstiger Faktor.

In den letzten Jahren wurde vermehrt festgestellt, dass diastolische Dysfunktion überraschend häufig ist und mehr als 50% der Herzinsuffizienzfälle auf diastolische Dysfunktion zurückzuführen sind. Ein weiterer überraschender Befund war, dass diastolische Dysfunktion vor allem eine Erkrankung der Frauen ist (Cleland et al. 2003). Die wichtigsten Risikofaktoren sind neben dem weiblichen Geschlecht Diabetes, Hypertonie und höheres Alter. In dem kürzlich veröffentlichten Euro Heart Survey waren Frauen überwiegend von der diastolischen, Männer von der systolischen Dysfunktion betroffen (Abbildung 10). Prognose bei diastolischer Dysfunktion ist zwar besser als bei systolischer Dysfunktion; aber dennoch geht die diastolische Dysfunktion mit einer deutlich erhöhten Mortalität einher.

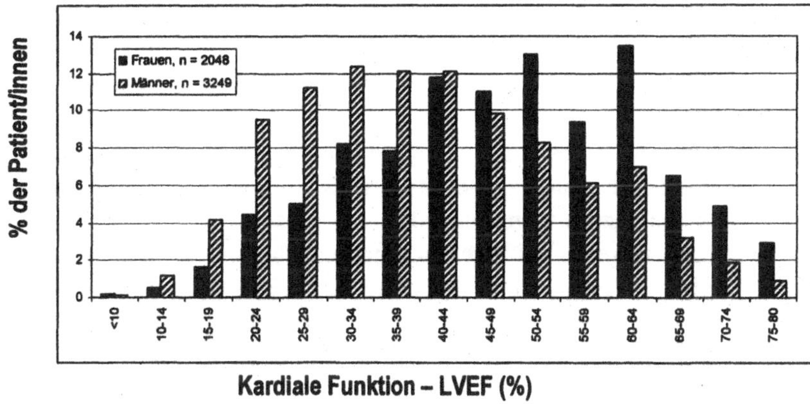

Quelle: Cleland et al, EHJ, 2003

Abbildung 10: Euro Heart Survey: Häufigkeit systolischer und diastolischer Herzinsuffizienz bei Männern und Frauen

4. Diagnostische Verfahren

Wichtigstes diagnostisches Verfahren bei Herzinsuffizienz sind vor allem neben der klinischen Untersuchung und dem EKG die Echokardiographie. Interessanterweise wird bei Frauen Echokardiographie bei vergleichbarem Schweregrad seltener benutzt als bei Männern (Cleland et al. 2003). Zieht man Patienten mit vergleichbarer Indikationsstellung zusammen, so wurden nur bei 70% der männlichen Patienten, bei denen eine Indikation besteht, tatsächlich eine Echokardiographie durchgeführt; und sogar nur bei 52% der weiblichen Patienten. Auch wird bei den weiblichen Patienten seltener die linksventrikuläre Auswurffraktion bestimmt als bei den männlichen.

5. Medikamentöse Therapie

Auch in der medikamentösen Therapie der Herzinsuffizienz gibt es in Europa erhebliche regionale Unterschiede. In dem European Heart Failure Survey wurden die Entlassungspapiere von über 11.000 Patienten aus über 115 Krankenhäusern in 24 Ländern verglichen. Dabei zeigte sich, dass zwar in 86% der Fälle Diuretika eingesetzt worden sind, jedoch nur in 65% der Fälle mit gegebener Indikation ACE-Hemmer und Angiotensin-Rezeptorblocker und Betablocker nur in etwa 35% der Fälle

(Cleland et al. 2003). Dabei zeigte sich ein sehr starkes regionales Gefälle im Einsatz der ACE-Hemmer und Betablocker; darüber hinaus lagen auch erhebliche Geschlechterunterschiede in der Behandlungsrealität vor. Die Wahrscheinlichkeit für eine richtige Behandlung bzw. eine Behandlung mit ACE-Hemmern und Aldosteron-Antagonisten war bei Männern deutlich häufiger als bei Frauen (Abbildung 11). Dies betraf alle modernen Substanzgruppen. Die billigeren, einfacheren und älteren Diuretika wurden dagegen häufiger bei Frauen eingesetzt (Cleland et al. 2003). Ähnliche Geschlechterunterschiede ergeben sich, wenn neue Strategien, wie z.B. Telemedizin, verglichen werden. Hier gibt es noch keine systematischen Männer-/ Frauen-Vergleiche. Aber die Studienpopulationen bestehen überwiegend aus Männern.

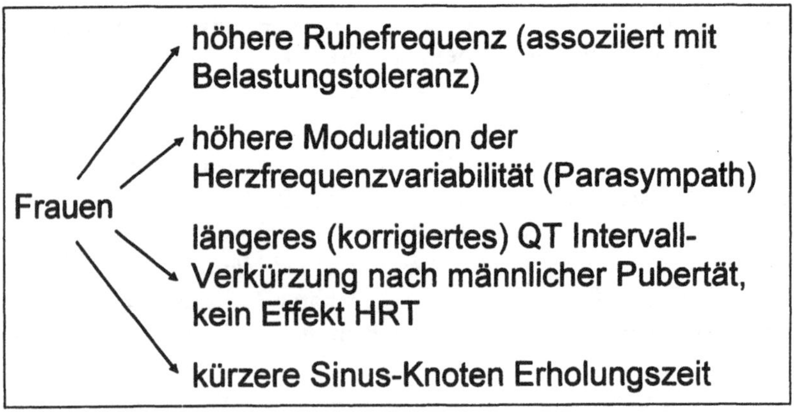

nach Wilansky, Willerson: Heart Disease in Women, Churchill Livingston, 2002

Abbildung 11: Unterschiede im Herzrhythmus bei Frauen und Männern

Auch bei dem Einsatz neuer Therapien wie z.B. ventrikuläre Resynchronisation (Cazeau et al. 2001) im Mustic Trial wurden überwiegend, zu zwei Dritteln, Männer untersucht. Während die alten Einkammerschrittmachersysteme zu 50% bei Frauen implantiert werden, wurden die neuen biventrikulären, komplexeren Schrittmachersysteme nur zu 18% bei Frauen implantiert.

Frauen werden später zu Herztransplantationen vorgestellt als Männer. So waren im Deutschen Herzzentrum von 704 Patienten, die mit dilatativer Kardiomyopathie vorgestellt worden sind, 594 Männer und 110 Frauen, obwohl die dilatative Kardiomyopathie bei beiden Geschlechtern etwa gleich häufig in der Bevölkerung auftritt. Frauen, die zur Transplantation vorgestellt wurden, waren schwerer krank, hatten eine höhere Symptomatik und wurden dann auch schneller transplantiert. Die Überlebensrate nach Herztransplantationen war bei den Frauen besser als bei den Männern. Linksventrikuläre Unterstützungssysteme werden weltweit insgesamt seltener bei Frauen als bei Männern implantiert; weibliches Geschlecht gilt als unabhängiger Risikofaktor für Komplikationen bei einem solchen System. Tatsächlich liegen auch technische Probleme vor. Viele der verwandten Systeme sind zu groß für die Implantation bei Frauen und wenige Zentren bemühen sich wie das Deutsche Herzzentrum Berlin speziell um die Entwicklung kleinerer Systeme, die für Frauen und auch Kinder geeignet sind.

6. Medikamentenwirkung bei Herzinsuffizienz

Für eine Reihe wichtiger Herzinsuffizienzmedikamente sind erhebliche Geschlechterunterschiede beschrieben. So zeigte sich in einer 2002 durchgeführten geschlechtsspezifischen Analyse der 1997 im NEJM publizierten Digitalis-Studie (Rathore et al. 2002), dass die Mortalität unerwarteterweise bei den Frauen mit Digitalis höher war als bei den Frauen mit Placebo. Bei den Männern fand sich der umgekehrte Effekt. Dieser Effekt war bei der Publikation der Studie nicht beobachtet worden, da sich die Effekte in den Untergruppen der großen Männergruppe und der kleinen Frauengruppe gegenseitig neutralisierten und eine geschlechtsspezifische Analyse nicht durchgeführt worden war. Neuere Hypothesen gehen davon aus, dass höhere Blutspiegel mit einer höheren Wahrscheinlichkeit für Tod bei Digitalis einhergehen; belegt werden kann diese Hypothese jedoch nur bei Männern. Insofern wird derzeit zu einem zurückhaltenden Einsatz von Digitalis und niedrigen Dosen sowohl bei Frauen als bei Männern geraten.

ACE Hemmer

Für ACE-Hemmer werden immer wieder Geschlechterunterschiede diskutiert. Die initialen großen ACE-Hemmer-Studien haben nur wenige Frauen, zwischen 20-30%, eingeschlossen. Tatsächlich fand sich dann bei retrospektiver Analyse, dass die Frauen sehr viel weniger von den

Substanzen profitierten. Aufgrund der fehlenden geschlechtsspezifischen Analysen und der geringen Anzahl der Frauen in den Studien wurden diese Unterschiede initial nicht wahrgenommen. Mittlerweile liegen auch zahlreiche große Studien wie HOPE und AIRE vor, die zeigen, dass auch Frauen von ACE-Hemmer-Therapien profitieren. Dem entgegen stellen auch neueste Befunde wie die australische Blutdruckstudie die Wirksamkeit der ACE-Hemmer bei Frauen in Frage.

Betablocker

Geschlechterunterschiede in der Pharmakokinetik führen zu einer höheren Arzneimittelexposition bei Frauen, die schon lange bekannt ist. Frauen waren in den ersten großen Betablocker-Studien mit 20-30% deutlich unterrepräsentiert. Zwei große Studien der Metoprolol CR/XL Trial und die Copernicus-Studie fanden keinen Mortalitätsbenefit für die Frauen. In einer detaillierten Analyse der Cibis-II-Studie wurde gezeigt, dass die Frauen signifikant von der Behandlung mit Bisoprolol profitieren. Betrachtet man die großen Mortalitätsstudien, Merritt, Cibis II und Copernicus gemeinsam, so finden sich durchaus Überlebensvorteile der Frauen. Mit anderen Worten, Unklarheiten ergeben sich aus der Unterrepräsentation der Frauen.

Diuretika

Diuretika gehören zu den am häufigsten benutzten Arzneimitteln bei Herzinsuffizienz. Sie werden bei Frauen signifikant häufiger eingesetzt als bei Männern. Zur Häufigkeit der Nebenwirkung liegen nur wenig geschlechtsspezifische Daten vor.

Antiarrhythmika

In der Regulation des Herzrhythmus gibt es deutliche geschlechtsspezifische Unterschiede, die aus der Beeinflussung der kardialen Ionenkanäle durch Östrogene und Testosteron resultieren. Frauen sind mehr gefährdet, unter bestimmten Arzneimitteln eine Verlängerung der QT-Zeit zu erleiden. Dies führt zu einer lebensbedrohlichen Rhythmusstörung, den so genannten „Torsade de point“ Tachykadien, die bei Frauen deutlich häufiger sind als bei Männern.

Alle Pharmaka, die die kardiale Repolarisation verlängern, haben das Potential, Arrhythmien zu indizieren. Diese sind in der Regel bei Frauen sehr viel häufiger ausgeprägt als bei Männern. Betroffene Arzneimittel sind nicht nur Anti-Arrhythmika, an denen diese Befunde ursprünglich erhoben wurden und zu denen z.B. Sotalol zählt, sondern auch Magendarmmittel, Antipsychotika, Antihistaminika und antibakterielle Substanzen, also Antibiotika. Zu den wichtigen Arzneimitteln, bei denen QT-Verlängerungen und Tachykadien beschrieben sind, gehören: Amiodaron, Bepridil, Disopyramid, Chinidin, Eritromycin, Hallophantrin, Ibutilit, Probukol, Perfenadin.

Aspirin

Überraschenderweise zeigte eine neue Studie, dass das altbekannte Arzneimittel Aspirin in der Primarprävention bei Männern und Frauen zu unterschiedlichen Ergebnissen führt. An einer großen Studie mit über 44.000 Teilnehmerinnen der Nurses Health Studie wurde gezeigt, dass Aspirin in der Gesamtgruppe in der Primärprophylaxe des Myokardsinfarktes unwirksam war; lediglich in der Subgruppe der älteren Frauen ließ sich eine Wirkung nachweisen (Ridker et al. 2004). Bei Männern ist Aspirin dagegen ausgezeichnet in der Primärprävention des Myokardinfarktes wirksam. Unterschiede finden sich auch beim Schlaganfall: Hier ergibt sich bei Männern keine Wirkung in der Primärprävention, während sich ein solcher Effekt bei den Frauen findet.

Nebenwirkungen

Insgesamt sind Nebenwirkungen von Arzneimitteln bei Frauen häufiger als bei Männern. In einer Analyse von 48 großen Studien, in die über 400.000 Probanden eingeschlossen waren und eine Beobachtungszeit von über 10 Jahren vorliegt, fand sich, dass die Nebenwirkungsrate bei Frauen beim 1,5 bis 1,7-fachen bei dem der Männer lag.

In der Herzinsuffizienztherapie sind vor allem die ACE-Hemmer von Interesse. Hier wird die häufigste Nebenwirkung Reizhusten bei Frauen 1,5 Mal so häufig ausgelöst wie bei Männern.

Geschlechterunterschiede und Arzneimittelentwicklung

Geschlechterunterschiede können und sollen in der Arzneimittelentwicklung in allen Phasen berücksichtigt werden.

In-vitro und experimentelle In-vivo-Studien

Es gibt eine Reihe von Mechanismen, die darauf hinweisen, dass Geschlechterunterschiede bei Arzneimitteln zu erwarten sind. Vor allem, wenn ein zu entwickelndes Pharmakon mit dem Stoffwechsel von Sexualhormonen interferiert, wenn sein Stoffwechsel durch Sexualhormone beeinflusst wird oder wenn Östrogensensitive Proteine im Wirkmechanismus enthalten sind, sind geschlechtsspezifische Aspekte zu vermuten. 2-5% aller Proteine im menschlichen Herz und Gefäßen werden durch Geschlechtshormone reguliert.

Es gibt eine Reihe von Mutationen in autosomalen Genen, die zu Geschlechterunterschieden im resultierenden Phänotyp führen. Hierzu gehören vor allem Mutationen in stoffwechselaktiven Genen. Die betroffenen kardialen Phänotypen sind linksventrikuläre Hypertrophie, Hypertonie oder auch Übergewicht. Wenn X-chromosomale Gene an Arzneimittelwirkungen beteiligt sind, ist ebenfalls mit Geschlechterunterschieden zu rechnen. Dies könnte einmal auf die unregelmäßige Inaktivierung und daher höhere Heterogenität der Genexpression bei Frauen zurückzuführen sein.

In einer ganzen Reihe von Tiermodellen gibt es erhebliche Geschlechterunterschiede. Das betrifft einmal eine Reihe von transgenen Tiermodellen, die eine Herzinsuffizienz oder eine Herzmuskelschwäche entwickeln. Hier entsteht sehr häufig ein Phänotyp, der zu einem früheren Absterben des männlichen Tieres führt und zu einem besseren Überleben der weiblichen Tiere. Sehr häufig kann der männliche Phänotyp durch Östrogengabe gerettet werden. Dann gibt es eine Reihe von Tiermodellen, bei denen bei einem Eingriff in die Physiologie, so der Induktion von Herzhypertrophie, von mechanischer Belastung, von Blutdrucksteigerung bei Myokardinfarkt oder Stoffwechselmanipulation ein Phänotyp entsteht, der sich bei weiblichen und männlichen Tieren deutlich unterscheidet. Auch diese Modelle sind natürlich geeignet, Geschlechterunterschiede in einem frühen Stadium herauszuarbeiten.

Phase 1 Studien

In den Phase-1-Studien an gesunden Freiwilligen soll vor allem die Dosierung und Toxizität, untersucht werden, also auch Gewichtsabhängigkeit, die Abhängigkeit der Verteilung eines Pharmakons vom Körpergewicht und von der Körperzusammensetzung. Hier soll geprüft werden, ob bei weiblichen und bei männlichen Freiwilligen unterschiedliche Aufnahmeraten, Stoffwechselwege und Abbaumechanismen vorliegen.

Phase 2 Studien

In den Phase-2-Studien können Wirkmechanismen untersucht werden. Hier sind vor allem bei Arzneimitteln, die mit bekannten geschlechtsspezifischen Wegen interferieren, Unterschiede im Wirkmechanismus zu erwarten. Dazu gehören Substanzen, die in den Stoffwechsel von NO eingreifen, Substanzen, die mit dem Renin-Angiotensin-System oder mit den PPAR interferieren. Empfehlenswert wäre es hier, ein Panel von Biomarkern zu entwickeln, das Geschlechterunterschiede in Arzneimittelwirkungen erfassen würde.

Phase 3 Studien und Beobachtungsstudien

In den großen Zulassungsstudien sollten Männer und Frauen in dem Verhältnis eingeschlossen werden, in dem sie später die Arzneimittel einnehmen sollen. Man muss bedenken, dass manchmal, wenn Ereignisse bei Frauen seltener sind als bei Männern, es noch nicht einmal ausreichend ist, die gleiche Zahl Frauen einzuschließen, sondern, dass der Frauenanteil ggf. höher sein muss als der Männeranteil. Dies betrifft kardiovaskuläre Ereignisse ganz besonders. Schließlich muss nach der Zulassung einer Substanz in der Bevölkerung überprüft werden, ob seltene Nebenwirkungen auftreten, die in den zahlenmäßig begrenzten Phase-3-Studien nicht erfasst werden konnten. Es ist ganz besonders wichtig zu verfolgen, dass Dosierungsrichtlinien eingehalten werden und es muss geprüft werden, ob die Medikamenteneinnahme mit bestimmten geschlechtsspezifischen Lebensstilfaktoren, Diät, Hormoneinnahme, Phytoöstrogenexposition, Schwangerschaft oder ähnlichen Gegebenheiten interferieren.

Fazit: Es gibt erhebliche Geschlechterunterschiede in der Epidemiologie, dem klinischen Verlauf, der Pathophysiologie der Herzinsuffizienz. Diese sind zum Teil noch unzureichend erforscht. Darüber hinaus bestehen erhebliche Unterschiede in der Diagnostik, der medikamentösen und invasiven Therapie, die nicht rational erklärbar sind.

Danksagung

Ich danke Fr. S. Röhner und der Geschäftsstelle des GiM, Zentrum für Geschlechterforschung in der Medizin, Berlin, Fr. Dr. Judith Fuchs für exzellente redaktionelle Unterstützung. Die Arbeit wurde unterstützt durch das Kompetenznetz Herzinsuffizienz und Graduiertenkolleg 754.

Literatur

Carroll JD, Carroll EP, Feldman T, Ward DM, Lang RM, McGaughey D, Karp, RB (1992). Sex-associated differences in left ventricular function in aortic stenosis of the elderly. *Circulation*, 86(4), 1099-1107.

Cazeau S, Leclercq C, Lavergne T, Walker S, Varma C, Linde C, Garrigue S, Kappenberger L, Haywood GA, Santini M, Bailleul C, Daubert JC (2001). Effects of multisite biventricular pacing in patients with heart failure and intraventricular conduction delay. *N Engl J Med*, 344(12), 873-880.

Cleland JG, Swedberg K, Follath F, Komajda M, Cohen-Solal A, Aguilar JC, Dietz R, Gavazzi A, Hobbs R, Korewicki J, Madeira HC, Moiseyev VS, Preda I, van Gilst WH, Widimsky J, Freemantle N, Eastaugh J, Mason J (2003). The EuroHeart Failure survey programme-- a survey on the quality of care among patients with heart failure in Europe. Part 1: patient characteristics and diagnosis. *Eur Heart J*, 24(5), 442-463.

Eder S, Mahmoodzadeh S, Nordmeyer J, Ehler E, Huber O, Martus P, Weiske J, Pregla R, Hetzer R, Regitz-Zagrosek V (2006). Estrogen receptor alpha upregulation and redistribution in human heart failure. *Faseb J*, in press.

Kannel WB, Belanger AJ (1991). Epidemiology of heart failure. *Am Heart J*, 121(3 Pt 1), 951-957.

Levy D, Larson MG, Vasan RS, Kannel WB, Ho KK (1996). The progression from hypertension to congestive heart failure. *Jama*, 275(20), 1557-1562.

Nordmeyer J, Eder S, Mahmoodzadeh S, Martus P, Fielitz J, Bass J, Bethke N, Zurbrugg HR, Pregla R, Hetzer R, Regitz-Zagrosek V (2004). Upregulation of myocardial estrogen receptors in human aortic stenosis. *Circulation*, 110(20), 3270-3275.

Olivetti G, Giordano G, Corradi D, Melissari M, Lagrasta C, Gambert SR, Anversa P (1995). Gender differences and aging: effects on the human heart. *J Am Coll Cardiol*, 26(4), 1068-1079.

Rathore SS, Wang Y, Krumholz HM (2002). Sex-based differences in the effect of digoxin for the treatment of heart failure. *N Engl J Med*, 347(18), 1403-1411.

Regitz-Zagrosek V, Lehmkuhl E, Lehmkuhl HB, Hetzer R (2004). Gender aspects in heart failure. Pathophysiology and medical therapy. *Arch Mal Coeur Vaiss*, 97(9), 899-908.

Regitz-Zagrosek V, Lehmkuhl E (2005). Heart failure and its treatment in women. Role of hypertension, diabetes, and estrogen. *Herz*, 30(5), 356-367.

Regitz-Zagrosek V, Lehmkuhl E, Weickert M (2006). Gender differences in the metabolic syndrome and their role for cardiovascular disease. *ClinRes Cardiol*, in press.

Ridker PM, Koenig W, Fuster V (2004). C-reactive protein and coronary heart disease. *N Engl J Med*, 351(3), 295-298; author reply 295-298.

Theres H, Maier B, Matteucci Gothe R, Schnippa S, Kallischnigg G, Schuren KP, Thimme W (2004). Influence of gender on treatment and short-term mortality of patients with acute myocardial infarction in Berlin. *Z Kardiol*, 93(12), 954-963.

Vaccarino V, Parsons L, Every NR, Barron HV, Krumholz HM (1999). Sex-based differences in early mortality after myocardial infarction. National Registry of Myocardial Infarction 2 Participants. *N Engl J Med*, 341(4), 217-225.

George Sopko[1], Noel Bairey Merz[2], Leslie Shaw[3]: Ischemic Heart Disease in Women

[1] Division of Heart and Vascular Diseases, National Heart, Lung, and Blood Institute, National Institutes of Health, Bethesda, MD, USA

[2] University of California Los Angeles, Cedars-Sinai Medical Center, Los Angeles, CA, USA

[3] University of California Los Angeles, Los Angeles, CA, USA

Summary

Coronary heart disease (CHD) is the leading cause of death among women in the developed world. Recognition and diagnosis of myocardial ischemia in women is a major challenge. The previous limited research in women has contributed to the utilization of predominantly male patterned standards for CHD detection, and restricted understanding of disease pathophysiology in women. Identification and management of ischemic heart disease require accurate tools for assessment of diagnosis and prognosis. The NHLBI funded Women Ischemia Syndrome Evaluation (WISE) study has focused on developing and evaluating innovative diagnostic modalities with the goal of improving the diagnostic reliability of cardiovascular testing in evaluation of ischemic heart disease in nearly 1,000 women who had angiogram as a part of routine clinical investigations (Merz et al. 1999).

The WISE has generated a number of important findings. The WISE results demonstrate that reproductive variables add incremental information to baseline variables, and are important in addition to traditional non sex-specific risk factors, such as serum lipids and smoking habits in this population of women. Metabolic syndrome, low hemoglobin, hypothalamic hypoestrogenemia were leading major risk factors associated with significantly higher risk of adverse outcomes (Arant et al. 2004, Marroquin et al. 2004). The WISE study also developed female angina assessment for identification of significant CHD and compared the traditional male-oriented vs. female-oriented questionnaires (Johnson et al. 2003). The results also confirm the expectation that chest pain per se is not an adequate predictor of significant obstructive CHD in women, highlighting the need to develop appropriate, dependable diagnostic approaches for them, and substantiate the view that traditional diagnostic tools developed for use in men may not work as accurately for women. Two thirds of these women did not have significant obstructive CHD in epicardial vessels. However, endothelial dysfunction and microvascular ischemia conferred a higher risk than was previously anticipated among these women (Shaw et al 2006b). A number of factors have been implicated and are investigated with respect to microvascular and endothelial dysfunction. Conceptually, metabolic and hormonal derangements affecting directly and indirectly vascular function offer a rational platform.

Introduction

CHD remains the number one cause of death and morbidity among women in the United States (American Heart Association 2002, Yusuf et al. 2001). The overall annual expenditure for cardiovascular health care in the United States is estimated at $200 billion. With the female population suffering from cardiovascular disease (CVD) living longer and older population growing larger every year, their contribution to this expenditure continues to rise. A number of biomedical advances leading to better diagnostic and therapeutic strategies have been made over the past several decades, which have significantly altered natural history of CHD resulting in a steady decline in the incidence of cardiovascular disease (Rodriguez et al. 2006) among men. However, such improvement has not occurred in women. There has been also considerable controversy over possible gender bias in the diagnostic management of suspected CHD.

Traditionally, women were considered to be "somehow immune" to CHD because of the protection afforded by reproductive hormones and female gender was not considered a risk factor. This may have lead to misperception of the risk and the need for specific gender-oriented strategies both on the side of women as well as health providers. Women do not seem to perceive the same threat when it comes to CHD compared to other diseases. There is no argument that the disease prevalence is lower in younger premenopausal women compared to age-matched men. It is well documented that risk rises after menopause although it is unclear how much is due to menopause vs. aging. It is well also recognized that prevention needs to start early in life to afford the greatest effect (Rodriguez et al. 2006). However, very seldom do the preventive efforts begin in younger women. Despite potent preventive and therapeutic alternatives of proven benefit and cost effectiveness for both men and women, recommendations and practice patterns frequently do not address women and remain inadequate in the face of the alarming trend.

In recognition of the needs and continued challenges in managing ischemic heart disease in women the National Heart Lung and Blood Institute (NHLBI) funded in 1996 a major study, the WISE study. The WISE is the largest cohort of women, nearly 1,000, who had coronary angiogram as a part of routine clinical investigations. The first phase of the study aimed at enhancing the understanding of the pathophysiology of suspected myocardial ischemia to develop accurate diagnostic strategies for ischemic heart disease in women. The second phase explored the role of specific pathophysiology, inflammatory mechanisms modulated by reproductive hormones along with the renin-angiotensin system, in relation to ischemic heart disease processes in women. The key study objectives include: 1) to determine if metabolic ischemia, microvascular dysfunction and subclinical intravascular ultrasound (IVUS) detected atherosclerosis are linked to upregulation of the angiotensin-renin; 2) to test whether cellular inflammatory, hormonal and genetic markers are pathophysiologic mediators of atherosclerosis and vascular functioning; and 3) to quantify the clinical significance of ischemic heart disease by assessing long-term disability, healthcare resource consumption and related costs, morbidity and mortality compared to women with and without obstructive CHD.

Clinical Challenges

Clinically, there are three critical paradoxes with regard to the subject of women and ischemic heart disease. First, women demonstrate more symptoms of ischemic heart disease, yet have a lower prevalence of obstructive CHD, compared to men. Second, women with obstructive CHD have more atypical symptoms compared to men with obstructive CHD. Thirdly, women appear to have more adverse outcomes, including death, related to their ischemic heart disease, compared to men. This third paradox suggests a need for improving the symptom recognition and diagnosis of ischemic heart disease in women could lead to improved outcomes, and lives saved (Mosca et al. 2004).

One of the key challenges is related to symptoms suggesting the presence of myocardial ischemia, with associated electrocardiographic (ECG) changes, at times accompanied by even perfusion defects on imaging, but angiography showing minor irregularities or no stenosis at all.

Two thirds of the WISE women did not have significant obstructive CHD in epicardial vessels. However, half of those without significant CHD had evidence of endothelial dysfunction, which conferred a higher risk than previously anticipated among these women. These facts underscore the importance of better understanding and diagnosis of coronary microvascular dysfunction or endothelial dysfunction. Some of the proposed key factors involved in microvascular dysfunction are discussed below.

Microvascular/endothelial dysfunction

The intact endothelium is the biologically active system that actively regulates vascular tone and permeability and maintains balanced broad homeostasis, ranging from coagulation and fibrinolysis, to adhesion and inflammatory activity in the vessel wall. Endothelial/microvascular dysfunction, defined here as an abnormal arteriolar response, vasodilation or vasoconstriction, to stimuli (flow, exercise or mental stress, adenosine, acetylcholine), is considered one of the earliest signs of atherosclerosis, and is closely related to the risk factors of atherosclerosis (von Mering et al. 2004). Endothelial dysfunction is common in number pathophysiologic states, ranging from cardiac syndrome X (angina pectoris and positive stress test results and normal coronary arteriogram), insulin resistance to frank diabetes and CHD. The pathophysiology of microvascular dysfunction is not well understood and likely involving several mechanisms. Endothelial dysfunction appears to play a key role. For example, abnormal production of vasoconstrictors, such as endothelin-1 (ET-1) has been observed in cardiac syndrome X (Asbury et al. 2005). Women may be disproportionately affected by endothelial dysfunction via sex-specific hormonal mechanisms. Direct evidence for linking endothelial dysfunction and atherosclerotic disease progression or cardiovascular events is however lacking.

A number of factors have been implicated and are investigated with respect to microvascular and endothelial dysfunction. Conceptually, metabolic and hormonal derangements affecting directly and indirectly vascular function offer a rational platform. Patients with the metabolic syndrome are considered a high-risk group for premature CHD and other cardiovascular complications (Marroquin et al. 2004). Insulin resistance represents a major underlying abnormality driving cardiovascular disease, the major cause of morbidity and mortality. The syndrome interactions are complex governed by multiple causes of the insulin resistance syndrome.

Insulin and vascular wall pathophysiology: Insulin is a vasoactive hormone, which has both vasodilator and vasoconstrictor effects (Cardillo et al. 1999, Tesauro et al. 2005). The acute dilatory effects of insulin in human are mediated primarily by nitric oxide; the vasoconstrictor effects of insulin are mainly mediated by the vasoconstrictor peptide ET-1. Microvasculature, including capillaries is metabolically important. Normally functioning arteriolar and capillary endothelium are necessary for normal metabolic insulin action (Mohamed-Al et al. 1999). Insulin derangements affect insulin growth factors, which in turn modify vascular reactivity (Potenza et al. 2005), and IGF-1 may play a central role in both maintenance of normal or induction of pathological states (Mohamed-Al et al. 1999). Insulin-like growth factor-I (IGF-I) is a peptide with dual growth hormone-like and insulin-like effects. Interestingly, IGFs have been implicated in either protection from or with CVD (Hietaniemi et al. 2005). Experimentally, insulin deficiency and chronic hyperinsulinemia in diabetes upregulate the IGF-1 receptor possibly leading to increased vascular contractility induced by insulin administration and by hyperinsulinemia in established diabetes, resulting in hypertension (Kobayashi et al. 2003). In type 2 diabetes by-products of insulin synthesis and secretion, such as intact pro-insulin, pro-insulin split products and C-peptide are elevated. In contrast, levels of these peptides are abnormally low in Type I diabetes. C-peptide may affect vascular tone and permeability. However, the vascular effects of these peptides are not well studied.

Insulin resistance

Insulin resistance is accompanied by a host of metabolic and non-metabolic disturbances. These include increased sodium retention and enhanced sympathetic system activation, increased insoluble adhesion molecules (facilitating mononuclear cell adhesion to endothelium), hypercoagulable state, hypertension and dyslipidemia. Insulin resistance may be directly atherogenic. Hyperinsulinemia may stimulate proatherogenic pathways in vascular smooth muscle cells via insulin signaling pathways. Insulin resistance is a major factor in the metabolic syndrome, which is characterized by abdominal obesity, dyslipidemia (low HDL cholesterol and high levels of triglycerides), elevated BP, and a pro-inflammatory state (with abnormalities related to clotting and fibrinolysis. Patients with the metabolic syndrome are considered a high-risk group for premature CVD (Lakka et al. 2002). The syndrome interactions are complex and ultimately affecting artery wall biology. Insulin resistance has been also linked to endothelial dysfunction; however, its role in cardiac syndrome X remains to be determined (Masci et al. 2005). Cardiac syndrome X is found most commonly, but not exclusively, in postmenopausal women. Recent data indicate that in insulin resistance setting, there is an imbalance between the endothelium-derived nitric oxide, a vasodilator, and ET-1, a vasoconstrictor, resulting in elevated peripheral vascular resistance contributing to hypertension (Potenza et al. 2005). Strong relationships between IGF-1 concentrations and plasminogen activator inhibitor-1 (PA-1) and HDL, key components of the insulin resistance syndrome, have been observed (Mohamed-Al et al. 1999). Insulin, physiologically acting as an endothelium-dependent vasodilator, in setting of endothelial dysfunction may lead to insulin resistance through insulin-mediated vasoconstriction (Tesauro et al. 2005).

Diabetes

Diabetes is independent risk factor for CVD for both men and women. The risk for cardiovascular disease, the most common complication attributable to diabetes, is more serious among women than men. Diabetic women have CHD mortality rates similar to both nondiabetic and diabetic men, "losing the gender advantage". Approximately 9.3 million or 8.7% of all women over the age of 20 in the United States have diabetes. Deaths from CHD in diabetic women have increased 23% over the past 30 years, compared to a 27% decrease in women without diabetes. More than 65% of people with diabetes die from CHD or stroke. The combination of long standing diabetes and preexisting CHD identifies a particularly high-risk group. The reason for the accelerated atherogenesis among diabetic women remains unclear, although dyslipidemia and other factors are certainly playing an important role. Emerging data show greater impairment of endothelial function in type 2 diabetic women than in men. Endothelial dysfunction has been also closely associated with the development of diabetic retinopathy, nephropathy and atherosclerosis in both Type I and Type II diabetes (Stehouwer et al. 1997). Furthermore, in type 2 diabetes, albuminuria tracks with endothelial dysfunction, progressing with time, and strongly and independently associated with risk of death (van Hecke et al. 2005). Pursuing microangiopathy and the role of endothelial dysfunction in Hoorne study, a cohort study of type 2 diabetes and cardiovascular complications in a 50- to 74-year-old general Caucasian population, low grade inflammation paralleled endothelial dysfunction, but were independent of each other in diabetic retinopathy (van Hecke et al. 2005).

Hormonal effects and vascular system

Another interesting area is the role of and interaction of gender specific hormonal effects and glucose metabolism and insulin response. Estrogen has multiple biologic effects, many of which may modulate the initiation and progression of vascular disease. Estrogen-regulated proteins influence vascular function in an autocrine or paracrine fashion. Estrogens can cause short-term vasodilatation by modulating both endothelium-dependent and endothelium-independent pathways. These rapid effects do not appear to involve changes in gene expression (Freay et al. 1997). However, estrogen long-term effects increase the expression of genes for key vasodilatory enzymes, such as prostacyclin synthase and nitric oxide synthase (Binko et al. 1998). Many of the proposed anti-atherogenic and anti-atherosclerotic disease progression effects may be mediated by nitric oxide (NO). The changes seem to be modulated by disturbed synthesis of endothelial cell vasodilators (prostacyclin and nitric oxide) or vasoconstrictors (thromboxane A2 and ET-1). Some of the vasculomodulating effects of estrogen may be related to IGF-I. Short term effects of high doses of estrogen impair glucose tolerance. This effect relates to a suppression of first-phase insulin secretion and increased insulin resistance, possibly reflecting increased glucocorticoid activity. In contrast, long-term use of estrogens preserved insulin secretion and glucose homeostasis.

Estrogen replacement therapy (ERT) generated many interesting, at times contradictory results. The Women's Health Initiative (WHI) tested the ERT effect on CHD in two large, randomized, placebo-controlled clinical trials of estrogen-only, and combined estrogen-progestin studies in postmenopausal women aged 50 to 79. The WHI findings were unexpected; it observed increased cardiovascular and breast cancer risks with combined therapy and increased stroke risk with unopposed ERT. Thus, it has been recommended that ERT be used only for management of menopausal symptoms and for the shortest duration possible (Rossouw et al. 2002).

Clinical research opportunities

The evaluation of ischemic heart disease in women presents a unique and at times difficult challenge for clinicians, due to the greater symptom burden, greater functional disability, and lower prevalence of obstructive CHD as compared to men. Gold standard coronary angiography fails to assess the physiologic significance of coronary stenosis and therefore may be a suboptimal prognostic marker. Patients with coronary stenosis >75% have clear-cut reductions in coronary reserve, however, the level of flow reserve reduction is much less clear for lesions <70%. Furthermore, endothelial dysfunction is not uniformly present throughout individual coronary arteries or even individual arterial segments within the same artery in subjects with obstructive CHD. Whether provocatively induced ischemia is a harbinger of downstream ischemic events as a result of endothelial dysfunction in the absence of obstructive CHD is not known. Microvascular dysfunction may both explain the variable expression of ischemia and the variable prognosis across the spectrum of angiographic CHD severity. Studies performed predominantly in men suggest that noninvasive imaging can identify those lesions that are physiologically significant in nonobstructive angiography results, and help predict those patients at risk for acute ischemic events.

This issue may be particularly relevant for women since biological reproductive hormone variations may be particularly relevant to the variability of flow reserve limitations. In the Wise, premenopausal women with stress-induced central disruption of ovulatory cycling and resulting hypoestrogenemia had a 7-fold increased risk of obstructive CHD at coronary angiography (Merz et al 2003). This finding suggests ovarian function is a potent risk for ischemic heart disease, and offers a potential explanation for the more adverse prognosis experienced by premenopausal women compared to age-matched men with ischemic heart disease.

The WISE findings suggest that there may be multiple mechanisms of macro-and microvascular dysfunction in women, reflected by coronary flow and metabolic abnormalities that may explain signs and symptoms of ischemic heart disease in the absence of obstructive CHD, and a gender-oriented questionnaire may enhance diagnosis. Thus, the diagnoses of coronary microvascular dysfunction or endothelial dysfunction should be considered in women with chest pain who do not have obstructive CHD (Doyle et al. 2003, Shaw et al. 2006a, Handberg et al. 2006). It may be advantageous to add such diagnostic tests when the conventional tests are non-diagnostic. 31P MR spectroscopy identifying alterations in high-energy phosphates (i.e., reduction in phosphocreatine / adenosine triphosphate [PCr/ATP] ratio) offers a direct assessment of metabolic ischemia (Buchtal et al 2000). WISE observed worsening event-free survival with a reduced PCr/ATP ratio <20% in the setting of nonobstructive CHD. The findings in WISE women under more anaerobic methods for evoking low levels of physical work (i.e., isometric hand grip exercise) suggests that routine activities of daily living may precipitate myocardial ischemia.

A synthesis of evidence reveals that the compilation of traditional risk factors may underestimate risk in women. The predictive value of novel risk markers may provide us with additional insight into the sex-specific differences in the pathophysiology of ischemic heart disease. WISE results of markers of inflammation are consistent with the hypothesis that systemic inflammation, manifested by high serum amyloid (SAA) or hsCRP levels, may promote atherosclerotic plaque destabilization, in addition to a possible direct effect on atherogenesis (Johnson et al. 2004, Marroquin et al. 2005, Merz et al. 2006). For women with the metabolic syndrome and high levels of hsCRP, their risk of cardiovascular events was similar to that of diabetic women. The WISE anemic women had a twice higher risk of all-cause death and major adverse cardiovascular outcomes when compared with non-anemic females, extending previous reports on an inverse relationship between lower hemoglobin values and higher risk of adverse cardiovascular outcomes (Arant et al. 2004). Lastly, but the least, symptom-driven care for women is costly even in the absence of obstructive CHD. Indeed, a disproportionate share of health care costs in women is driven by symptoms and evidence of ischemia despite the relatively low underlying obstructive CHD burden.

A revised clinical approach to CHD disease in women may be designed and tested based on these findings (Handberg et al. 2006, Doyle et al. 2003, Shaw et al. 2006b). In addition to offering an explanation to the symptom paradox observed in women, these findings provide a pathophysiological basis for new treatment development and underscores the need for the development of a diagnostic algorithm for obstructive CHD in women (Shaw et al. 2006a, Merz et al. 2006). A better knowledge can lead to optimized referral to coronary angiography, medical and surgical intervention and may provide solid platform for effective management of women with suspected ischemic heart disease. It is critical to identify patients who may be at low risk for major cardiac events, but at high risk for resource utilization (i.e., recurrent angina, hospitalization).

References

American Heart Association (2002). Heart disease and stroke statistics—2003 update. *Dallas, Tex: American Heart Association.*

Arant CB, Wessel TR, Olson MB, Bairey Merz CN, Sopko G, Rogers WJ, Sharaf BL, Reis SE, Smith KM, Johnson BD, Handberg E, Mankad S, Pepine CJ (2004). Hemoglobin level is an independent predictor for adverse cardiovascular outcomes in women undergoing evaluation for chest pain: Results from the NHLBI WISE study. *Journal of American College of Cardiology,* 43, 2009-14.

Asbury EA, Collins P (2005): Cardiac syndrome X; *International Journal of Clinical Practice,* 59, 1063–1069.

Binko J, Majewski H (1998). 17ß-Estradiol reduces vasoconstriction in endothelium-denuded rat aortas through inducible NOS. *American Journal Physiology,* 274, H853-H859.

Buchthal SD, den Hollander JA, Bairey Merz CN, Rogers WJ, Pepine CJ, Reichek N, Sharaf BL, Reis S, Kelsey SF, Pohost GM (2000): Abnormal Myocardial Phosphorus-31 Nuclear Magnetic Resonance Spectroscopy in Women with Chest Pain but Normal Coronary Angiograms. *New England Journal of Medicine,* 342, 829-835.

Cardillo C, Nambi SS, Kilcoyne CM, Choucair WK, Katz A, Quon MJ, Panza JA (1999). Insulin stimulates both endothelin and nitric oxide activity in the human forearm. *Circulation,* 100(8), 820-5.

Doyle M, Fuisz A, Kortright E, Biederman RWW, Walsh EG, Martin ET, Tauxe L, Rogers WJ, Merz CNB, Pepine CJ, Sharaf BL, Pohost GM (2003): The Impact of Myocardial Flow Reserve on the Detection of Coronary Artery Disease by Perfusion Imaging Methods: An NHLBI WISE Study. *Journal of Cardiovascular Magnetic Resonance,* 5(3), 475-485.

Freay AD, Curtis SW, Korach KS, Rubanyi GM (1997). Mechanism of vascular smooth muscle relaxation by estrogen in depolarized rat and mouse aorta: role of nuclear estrogen receptor and Ca2+ uptake. *Circulation Research,* 81, 242-248.

Handberg E, Johnson D, Arant CB, Wessel T, von Mering GO, Olson MB, Reis SE, Shaw LJ, Merz Bairey N, Sharaf BL, Sopko G, Pepine CJ (2006). Impaired Coronary Vascular Reactivity and Functional Capacity in Women, Results From the NHLBI Women's Ischemia Syndrome Evaluation (WISE) Study. *Journal of the American College of Cardiology,* 47, 44S-9S.

Hietaniemi M, Poykko SP, Ukkola O, Paivansalo MPI, Niemi YA (2005). IGF-I concentrations are positively associated with carotid artery atherosclerosis in women. *Annals of Medicine,* 37, 373–382.

Johnson BD, Kelsey SF, Bairey Merz CN (2003). Clinical Risk Assessment in Women: Chest Discomfort. Report from the NHLBI-Sponsored Women=s Ischemia Syndrome Evaluation (WISE) Study.@ In L. Shaw, R. Hachamovitch, R. Redberg, S. Culler (Eds.), *Contemporary Cardiology: Coronary Disease in Women: Evidence-Based Diagnosis and Treatment* (pp. 129-141). Totowa, NJ: Humana Press.

Johnson DJ, Kip K, Marroquin O, Ridker PM, Kelsey SF, Shaw LJ, Pepine CJ, Sharaf B, Bairey Merz CN, Sopko G, Olson MB, Reis SE (2004). Serum Amyloid A as a Predictor of Coronary Artery Disease and Cardiovascular Outcome in Women. The NHLBI-Sponsored Women=s Ischemia Syndrome Evaluation (WISE) Study. *Circulation,* 109, 726-732.

Kip KE, Marroquin OC, Shaw LJ, Arant CB, TR, Olson MB, Johnson D, Mulukutla S, Sopko G, Bairey Merz CN, Reis SE (2005). Global Inflammation Predicts Cardiovascular Risk in Women: A Report from the Women's Ischemia Syndrome Evaluation (WISE) Study. *American Heart Journal,* 150, 900-6.

Kobayashi T, Kaneda A, Kamata K (2003). Possible involvement of IGF-1 receptor and IGF-binding protein in insulin-induced enhancement of noradrenaline response in diabetic rat aorta. *British Journal Pharmacology,* 140(2), 285-94.

Lakka HM, Laaksonen DE, Lakka TA, et al. (2002). The metabolic syndrome and total and cardiovascular disease mortality in middle-aged men. *Journal of American Medical Association,* 288, 2709-2716.

Marroquin OC, Kip KE, Kelley DE, Johnson BD, Shaw LJ, Merz NB, Sharaf BL, Pepine CJ, Sopko G, Reis SE for the Women's Ischemia Syndrome Evaluation Investigators (2004). Metabolic Syndrome Modifies the Cardiovascular Risk Associated with Angiographic Coronary Artery Disease in Women. A Report from the Women's Ischemia Syndrome Evaluation. *Circulation,* 109, 714-7211.

Marroquin OC, Kip KE, Mulukutla SR, Ridker PM, Pepine CJ, Tjandrawan T, Kelsey SF, Mankad S, Rogers WJ, Merz CN, Sopko G, Sharaf BL, Reis SE (2005). Inflammation, endothelial cell activation, and coronary microvascular dysfunction in women with chest pain and no obstructive coronary artery disease. *American Heart Journal,* 150(1), 109-15.

Masci P, Laclaustra M, Lara JG, Kaski JC (2005). Brachial Artery Flow-Mediated Dilation and Myocardial Perfusion in Patients with Cardiac Syndrome X. *American Journal Cardiology,* 95, 1478–1480.

Merz CNB, Kelsey SF, Pepine CJ, Reichek N, Reis S, Rogers WJ, Sharaf BL, Sopko G (1999). The Women=s Ischemia Syndrome Evaluation (WISE) Study: Protocol Design, Methodology and Feasibility Report. *Journal of the American College of Cardiology,* 33, 1453-61.

Merz BCN, Johnson BD, Sharaf BL, Bittner V, Berga SL, Braunstein GD, Hodgson TK, Matthews KA, Pepine CJ, Reis SE, Reichek N, Rogers WJ, Pohost GM, Kelsey SF, Sopko G (2003). Hypoestrogenemia of Hypothalamic Origin and Coronary Artery Disease in Premenopausal Women: A Report from the NHLBI-sponsored WISE Study. *Journal of the American College of Cardiology,* 41, 413-9.

Merz BN, Shaw LJ, Reis SE, Bittner V, Kelsey SF, Olson M, Johnson D, Pepine CJ, Mankand S, Sharaf BL, Rogers WJ, Wessel T, Arant C, Pohost GM, Lerman A, Quyyumi AA, Sopko G for the WISE Investigators (2006). Insights From the NHLBI-Sponsored Women's Ischemia Syndrome Evaluation (WISE) Study Part II: Gender Differences in Presentation, Diagnosis, and Outcome With Regard to Gender-Based Pathophysiology of Atherosclerosis and Macrovascular and Microvascular Coronary Disease. *Journal of the American College of Cardiology,* 47, 21S-9S.

Mohamed-Al V, Pinkney JH, Panahloo A, Cwyfan-Hughes S, Holly JMP, V JS (1999). Insulin-like growth factor binding protein-1 in NIDDM: relationship with the insulin resistance syndrome. *Clinical Endocrinology,* 50, 221–228.

Mosca L, Appel LJ, Benjamin EJ, Berra K, Chandra-Strobos N, Fabunmi RP, Grady D, Haan CK, Hayes SN, Judelson DR, Keenan NL, McBride P, Oparil S, Ouyang P, Oz MC, Mendelsohn ME, Pasternak RC, Pinn VW, Robertson RM, Schenck-Gustafsson K, Sila CA, Smith SC, Jr, Sopko G, Taylor AL, Walsh BW, Wenger NK, Williams CL (2004). Evidence-Based Guidelines for Cardiovascular Disease Prevention in Women. *Circulation,* 109, 672-92.

Potenza MA, Marasciulo FL, Chieppa DM, Brigiani GS, Formos G, Quon MJ, Montagnani M (2005). Insulin resistance in spontaneously hypertensive rats is associated with endothelial dysfunction characterized by imbalance between NO and ET-1 production. *Am J Physiol Heart Circ Physiol,* 289, H813–H822.

Rodriguez T, Malvezzi M, Chatenoud L, Bosetti C, Levi F, Negri E, La Vecchia C (2006). Trends in mortality from coronary heart and cerebrovascular diseases in the Americas: 1970–2000. *Heart,* 92, 453-60.

Rossouw JE, Anderson GL, Prentice RL, LaCroix AZ, Kooperberg C, Stefanick ML, Jackson RD, Beresford SA, Howard BV, Johnson KC, Kotchen JM, Ockene J; Writing Group for the Women's Health Initiative Investigators (2002). Risks and benefits of estrogen plus progestin in healthy postmenopausal women: principal results From the Women's Health Initiative randomized controlled trial. *Journal of American Medical Association,* 288, 321-33.

Shaw LJ, Merz Bairey N, Pepine CJ, Reis SE, Bittner V, Kelsey SF, Olson M, Johnson D, Mankand S, Sharaf BL, Rogers WJ, Wessel T, Arant C, Pohost GM, Lerman A, Quyyumi AA, Sopko G for the WISE Investigators (2006a). Insights From the NHLBI-Sponsored Women's Ischemia Syndrome Evaluation (WISE) Study. Part I: Gender Differences in Traditional and Novel Risk Factors, Symptom Evaluation, and Gender-Optimized Diagnostic Strategies. *Journal of the American College of Cardiology,* 47, 4S-20S.

Shaw LJ, Olson M, Kip K, Kelsey SF, Johnson D, Mark DB, Reis SE, Mankand S, Rogers WJ, Pohost GM, Arant C, Wessel T, Chaitman BR, Sopko G, Handberg E, Pepine CJ, Merz Bairey N, for the WISE Investigators (2006b). The Value of Estimated Functional Capacity in Estimating Outcome Results From the NHBLI-Sponsored Women's Ischemia Syndrome Evaluation (WISE) Study. *Journal of the American College of Cardiology,* 47, 36S-43S.

Stehouwer CD, Lambert J, Donker AJ, van Hinsbergh VW (1997). Endothelial dysfunction and pathogenesis of diabetic angiopathy. *Cardiovascular Research,* 34, 55–68.

Tesauro M, Schinzari F, Iantorno M, Rizza, MD, Melina D, Lauro D, Cardillo C (2005). Ghrelin Improves Endothelial Function in Patients With Metabolic Syndrome. *Circulation,* 112, 2986-2992.

van Hecke MV, Dekker JM, Nijpels G, Moll C, Heine RJ, Bouter LM, Polak BCP, Stehouwer CDA (2005). Inflammation and endothelial dysfunction are associated with retinopathy: the Hoorn Study. *Diabetologia,* 48, 1300–1306.

von Mering GO, Arant CB, Wessel TR, McGorray SP, Bairey Merz CN, Sharaf BL, Smith KM, Olson MB, Johnson BD, Sopko G, Handberg E, Pepine CJ, Kerensky RA (2004). Abnormal Coronary Vasomotion as a Prognostic Indicator of Cardiovascular Events in Women: Results from the National Heart, Lung, and Blood Institute-Sponsored Women's Ischemia Syndrome Evaluation (WISE). *Circulation,* 109(6), 722-5.

Yusuf S, Reddy S, Ounpuu S, et al. (2001). Global burden of cardiovascular diseases: part I: general considerations, the epidemiologic transition, risk factors, and impact of urbanization. *Circulation,* 104, 2746–2753.

Posterpreise

Im Bereich Grundlagenforschung:

Bettina Winzen et al.: Gender-Specific Oligogenic Control of Resistance to Ethylnitrosourea-Induced Oncogenesis in the Rat Peripheral Nervous System

Im Bereich klinische Forschung:

Dörte Huscher et al.: Geschlechtsspezifische Unterschiede in Krankheitspräsentation und Behandlung bei Patienten mit rheumatoider Arthritis - Ergebnisse der Kerndokumentation der Rheumazentren des Jahres 2003

Im Bereich Versorgung:

Jeanette Fleisch et al.: Sind Frauen in klinischen Arzneimittelstudien noch immer unterrepräsentiert?

Im Bereich Gender Mainstreaming:

Susanne Dettmer: Karriereplanung für Ärztinnen in Hochschule, Klinik und Praxis

Die Posterpreisträgerinnen stellen in den folgenden Beiträgen die Inhalte ihrer Poster dar.

Bettina Winzen[1], Bernd Koelsch[1], Christine Fischer[2], Marcus Neibecker[1], Andrea Kindler-Röhrborn[1]: Gender-Specific Oligogenic Control of Resistance to Ethylnitrosourea-Induced Oncogenesis in the Rat Peripheral Nervous System

[1]Department of Neuropathology, University of Bonn, Medical Center, Bonn, Germany,

[2]Institute of Human Genetics, University of Heidelberg, Heidelberg, Germany

Abstract

The identification of cancer-predisposing genes is an essential prerequisite for the prevention and early diagnosis of malignant tumors. This is particularly important in the case of cancers responding poorly to conventional therapy, as exemplified by cancers of the central and the peripheral nervous system. The inbred BD rat strains constitute a model system for analysis of the genetic basis of susceptibility or resistance to the development of nervous system tumors, as they exhibit distinct strain-specific differences regarding the sensitivity to tumor induction by the carcinogen Ethylnitrosourea (EtNU). Thus, among the different BD strains, BDIX and BDIV rats, respectively, are either highly susceptible or entirely resistant to the development of EtNU-induced malignant peripheral nerve sheath tumors (MPNSTs) predominantly of the trigeminal nerves.

On the basis of segregating (BDIX x BDIV) crosses, we have mapped seven gene loci associated with susceptibility/resistance to MPNST induction which control tumor incidence and/or survival time. Interestingly, most of these loci exert sex-specific effects of variable strength. Two loci on chromosomes 6 and 10 independently mediate complete tumor resistance in female animals only. Promising candidate genes could be selected. The gender specificity is reflected by the fact that male (BDIX x BDIV) F_2 rats exhibit a twofold higher incidence of EtNU-induced MPNSTs than females as well as a shorter survival time. Several human neural tumors, too, arise with a marked sex bias. Therefore, genes mediating sex-specific predisposition of developing MPNSTs in the rat may be relevant for the human individual risk of developing nervous system tumors.

Introduction

Individual cancer risk in humans is determined by complex interactions between germline genetic variance and levels of exposure to environmental carcinogens or tumor promoters (Balmain 2002). These processes can be modulated by sex-specific factors. A substantial fraction of cancers not arising in the sexual organs as e.g. tumors of the nervous system like glioblastoma multiforme, schwannomas of the acoustic nerve, meningiomas and medulloblastomas arise with a marked sex bias (Giangaspero et al. 2000, Kleihues et al. 2000, Louis et al. 2000, Woodruff et al. 2000).

Up to now, only little is known about predisposing and cancer resistance mediating gene variants. In humans, the individual exposure to carcinogens is usually unknown, but also the polygenic nature of the trait, the low penetrance of the genes involved, and the genetic diversity of humans render the search for genes mediating cancer susceptibility or resistance extremely difficult. The genomic localization and subsequent identification of these genes by linkage/association analyses are mainly confined to animal models (Balmain et al. 1998).

The inbred BD rat strains represent a model system displaying differential risks of developing tumors of the nervous system following exposure to N-ethyl-N-nitrosourea (EtNU) on postnatal day 1. In contrast to rats of the resistant BDIV strain, BDIX rats are highly susceptible to the induction of malignant peripheral nerve sheath tumors (MPNSTs) preferentially in the trigeminal nerves (Druckrey 1971, Druckrey et al. 1970).

On the basis of a whole genome screen of (BDIX x BDIV) F_2 intercross and backcross offspring, we were able to map seven autosomal loci (*Mss1-Mss7*) controlling tumor incidence and/or latency time in an allele-specific manner (Kindler-Rohrborn et al. 2000). Most of them exert sex-specific effects ranging from minor influences to complete tumor resistance. Here we report on two loci exerting main effects on tumor resistance in female animals exclusively.

Material and methods

Rats

Inbred BDIX and BDIV rats and their hybrids were bred, maintained and treated with EtNU in the animal facility of the Institute of Cell Biology (Cancer Research) of Duisburg-Essen University Medical School as described before (Kindler-Rohrborn et al. 2000, Kindler-Rohrborn et al. 1999).

Genotyping

Genotyping of microsatellites has been described elsewhere in detail (Kindler-Rohrborn et al. 2000, Kindler-Rohrborn et al. 1999).

Statistical analyses

The statistical methods used to detect association of marker genotypes with MPNST development considering the development of a MPNST as a dichotomous trait, and the survival times of animals as a quantitative trait were previously described in (Kindler-Rohrborn et al. 2000).

Results

Gender-specific effects on MPNST incidence and survival time after EtNU-exposure. 78 (BDIX x BDIV) F_2 hybrids (29%; n=268) died or had to be sacrificed due to EtNU-induced MPNSTs after a median latency time of 362 days. Interestingly, the affected animals were composed of 47 hybrid males (39%, n=122) displaying a median survival time of 316 days and of 31 hybrid females (21%; n=146) with a median survival time of longer than 425 days (Abbildung 12). These differences in rates of affected animals and survival time distributions are highly significant with P-values of 0.002 (Chi square test) and 0.0005 (log rank test), respectively. F_2 intercross females obviously have a lower risk of EtNU-induced MPNST development as compared to males. In contrast, neither the numbers of affected animals nor the median survival times significantly differed between the sexes in EtNU-treated (BDIX x BDIV) F_1 x BDIX backcross animals (n =134; numerical data not shown), making it likely that female resistance is mediated by homozygous BDIV alleles.

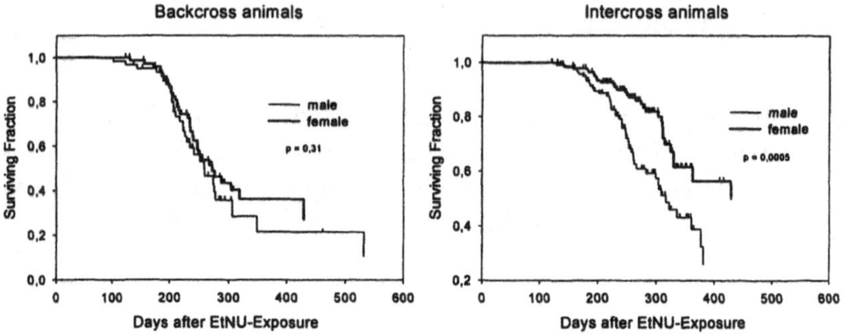

Abbildung 12: Induction of MPNSTs in (BDIX x BDIV) F_2 and (BDIX x BDIV) F_1 x BDIX rats by pulse exposure to EtNU. Kaplan-Meier estimate of the distribution of times until death or euthanasia due to MPNSTs for 268 F_2 intercross (left panel) and 134 F_2 backcross animals (right panel) separated by gender. Animals that died or were killed because of tumors other than MPNSTs or other diseases were counted as censored observations; survival times are marked with ticks.

***Mss4* and *Mss7* confer tumor resistance in females**. Most autosomal loci associated with susceptibility/resistance to MPNST induction which were **previously mapped** on the basis of segregating (BDIX x BDIV) crosses mediated sex-specific effects of variable strength. *Mss4* and *Mss7* on chromosomes 6 and 10 respectively displayed allele-specific main effects on female tumor resistance.

The numbers of tumor-affected male and female animals with the genotypes IX/IX, IV/IX or IV/IV for microsatellite markers on chromosome 6 (*Mss4*) were compared and the relative risks of these animals of developing MPNSTs were calculated. As shown in Table 1A, male animals with IV/IV genotypes for *D6Mit1* develop trigeminal MPNSTs at a rate of 35% while 38% of heterozygous and 42% of homozygous IX/IX males, respectively, were diagnosed with these tumors. The relative risks of the latter two groups amounted to 1.1 and 1.2, respectively compared to IV/IV homozygotes. In contrast, females with a IV/IV genotype for *D6Mit1* appear to be almost entirely resistant, as reflected by the observation that only one animal (2%) out of 42 females of this group developed a MPNST. On the other hand, there were 29% tumor-bearing animals with heterozygous and 24% females with homozygous IX/IX alleles. Therefore, the relative risk of females heterozygous for *D6Mit1* is

12.3-fold that of IV/IV homozygotes, while the risk of IX/IX homozygotes is increased 9.9-fold. These data are in underscore the strong gender-specific effect of BDIV alleles on chromosome 6.

Using the same model framework, a similar effect was detected for BDIV alleles on chromosome 10 (*Mss7*) in females (see Table 1B). Only one female out of 23 (4%) with a homozygous IV/IV genotype for *D10Mgh12* developed a MPNST, while 28% of heterozygous and 20% females with homozygous IX/IX alleles, respectively, were affected. This corresponds to a 6.33- and 4.6-fold, respectively, increased tumor risk for the two latter groups. Male animals show weak dependence of tumor incidence on the genotype for *D10Mgh12* (tumor risks of heterozygous and animals with IX/IX alleles increase to 1.2 and 1.6-fold, respectively).

A

Sex	Male animals			Female animals		
Marker location (Mb)	Genotype IV/IV	IV/IX	IX/IX	Genotype IV/IV	IV/IX	IX/IX
D6Mgh5	11 (37)[1]	18 (54)[1]	9 (22)	2 (37)	18 (58)	6 (29)
76.4	30%[2]	33%[2]	41%	5%	31%	21%
		0.81[3]	1.0		5.7	3.8
		0.45-1.48[4]	0.51-1.98		1.4-23.3	0.8-16
D6Mit1	11 (31)[1]	22 (58)[1]	14 (33)	1 (42)	19 (65)	9 (38)
98.8	35%[2]	38%[2]	42%	2%	29%	24%
		1.1[3]	1.2		12.3	9.9
		0.6-1.9[4]	0.6-2.2		1.7-88.3	1.3-74.9
Ngb	9 (26)[1]	21 (57)[1]	17 (39)	2 (43)	21 (74)	6 (26)
111.2	35%[2]	37%[2]	44%	5%	28%	23%
		1.1[3]	1.3		11.6	9.5
		0.57-1.99[4]	0.67-2.38		1.6-83.3	1.2-74.2

Tabelle 1 A: Frequencies of tumor bearing F_2 animals and relative risk of MPNST development dependent on sex and genotype for markers on chromosome 6

B

Sex	Male animals			Female animals		
Marker location (Mb)	Genotype			Genotype		
	IV/IV	IV/IX	IX/IX	IV/IV	IV/IX	IX/IX
D10Mgh25 5,0	8 (30)[1] 27%[2]	30 (67)[1] 45%[2] 1.68[3] 0.88 – 3.22[4]	9 (25) 36% 1.35 0.61 – 2.98	2 (28) 7%	19 (74) 26% 3.59 0.89 – 14.44	10 (43) 23% 3.26 0.77 – 13.76
D10Mgh12 19,1	10 (33)[1] 30%[2]	23 (61)[1] 38%[2] 1.24[3] 0.68 – 2.29[4]	14 (28) 50% 1.65 0.87 – 3.12	1 (23) 4%	22 (80) 28% 6.33 0.9 – 44.44	8 (40) 20% 4.6 0.61 – 34.49
D10Mgh11 30,0	16 (38)[1] 42%[2]	17 (50)[1] 34%[2] 1.0[3] 0.60 – 1.7[4]	9 (21) 44% 1.02 0.55 – 1.89	4 (26) 15%	11 (55) 20% 1.3 0.46 – 3.7	12 (36) 33% 2.17 0.79 – 5.97

[1] Frequencies of tumor-bearing F_2 animals and of all F_2 animals of identical sex and genotype. ( )

[2] Percent tumor-bearing animals.

[3, 4] Relative risk of developing MPNSTs compared to genotype IV/IV and confidence intervals.

Tabelle 1B: Frequencies of tumor bearing F_2 animals and relative risk of MPNST development dependent on sex and genotype for markers on chromosome 6 (Table 1A) and on chromosome 10 (Table 1B).

***Mss4* and *Mss7* act independently on female tumor resistance.** As both loci exert main effects on female tumor resistance, it was important to know whether *Mss4* and *Mss7* interact or act independently. Tabelle 2 shows that 22 out of 23 females carrying homozygous BDIV alleles for *Mss4 (D6Mit1)* did not develop MPNSTs independent on their genotype for *Mss7* (*D10Mgh12*). 40 females out of 41 with the genotype BDIV/IV for *Mss7* (*D10Mgh12*) were not affected either independent on their genotype for *Mss4 (D6Mit1)*. Therefore, BDIV alleles at one of the two loci are sufficient to cause female tumor resistance. Interestingly, the only animal developing a MPNST in spite of BDIV alleles for *Mss4* at the same time carried IV/IV alleles at *Mss7*. In terms of tumor susceptibility mediated by BDIX alleles, an interaction of both loci might take place as reflected by the high risk of double-heterozygous animals.

		D6Mit1 (Mss4)		
		IV/IV	IV/IX	IX/IX
	IV/IV	**1 (9)** **11%** 0.-48.2	**0 (20)** 0.0% 0.0-16.1	**0 (12)** 0.0% 0.0-24.5
D10Mgb12 (Mss7)	IV/IX	**0 (9)** 0.0% 0.0-33.6	15 (36) 44% 27.1-57.8	4 (17) 24% 9.6-47.3
	IX/IX	**0 (5)** 0.0% 0.0-52.2	6 (23) 26% 12.5-46.5	3 (10) 33% 10. -60.3

Tabelle 2: Number of tumor bearing (BDIX x BDIV) F_2 females with genotypes IV/IV, IV/IX, IX/IX for *D6Mit1* in combination with genotypes IV/IV, IV/IX, IX/IX for *D10Mgb12* in relation to the total number of animals of the corresponding genotype, rate with 95% confidence interval.

Fine mapping of *Mss 4* and *Mss7* by haplotype analyses. Narrowing down the association regions on chromosomes 6 and 10 is necessary to reduce the number of positional candidates for the causative genes underlying female tumor resistance.

As described above, homozygous BDIV alleles for *Mss4* and *Mss7* independently mediate tumor resistance in females. Therefore, they are not supposed to be present in the region of interest of both loci in affected female animals where the resistance-mediating genes are supposed to lie. The occurrence of recombination events in these regions allows minimizing the region of interest of *Mss4* and *Mss7* by haplotype analyses (see Abbildung 13). This way, the locus *Mss4* could be narrowed down to 20 Mbs from microsatellite marker *D6Mit13* to *D6 Ngb* and the locus *Mss7* to 13 Mbs from *D10Rat91* to D 10Rat43.

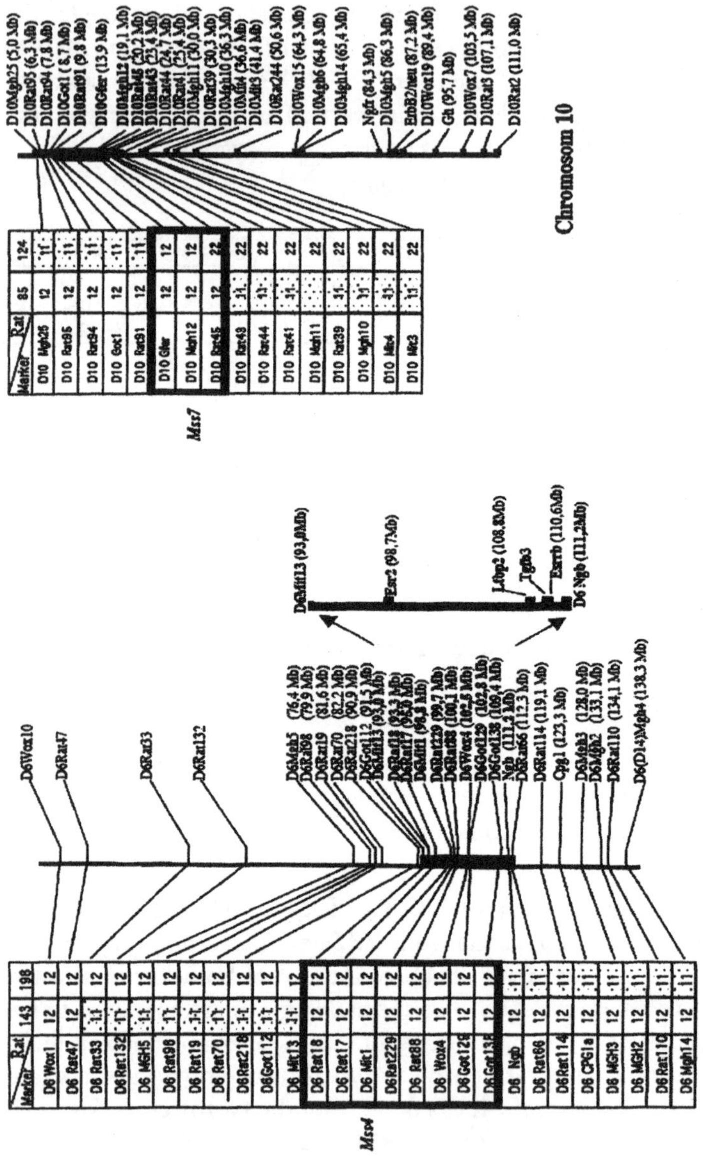

Abbildung 13: Haplotype analyses of two affected female animals (Nr.143 and 198 for *Mss4* and of Nr. 85 and 124 for *Mss7*; genotype 1/1 corresponds to IV/IV, 1 /2 to IV/IX and 2/2 to IX/IX).

The estrogen receptor beta as a candidate gene for *Mss4*. Considering functional aspects and sex-specificity of tumor resistance and susceptibility candidate genes located in *Mss4* (see Abbildung 14) are transforming growth factor beta *(Tgfb3),* latent transforming growth factor beta binding protein 2 *(Ltbp2)*, estrogen receptor beta *(Esr2)*, and estrogen related receptor beta *(Esrrb)*. Sequence analysis of *Tgfb3* and *Esrrb* showed identical cDNA and promotor sequences for BDIV and BDIX DNA (data not shown), while four silent nucleotide polymorphism were detected in the exons of *Esr2* and two in the promotor sequence. The polymorphism in the ON promoter of the *estrogen receptor beta* gene is supposed to affect the binding affinity of various transcription factors thereby leading to different rat strain-specific expression patterns (Fig. 3).

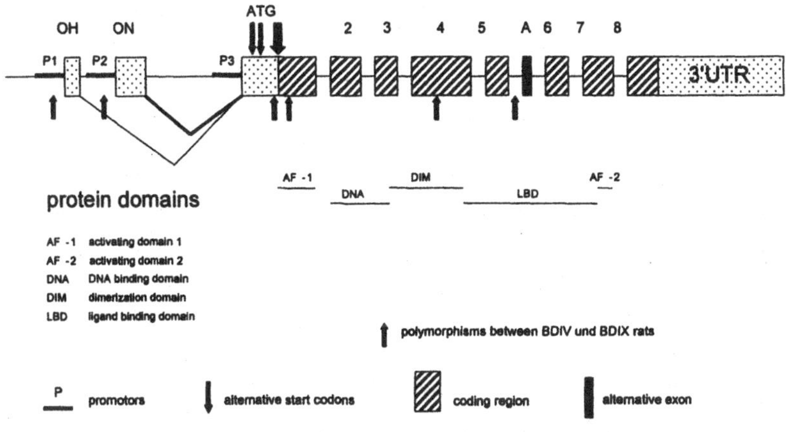

Abbildung 14: Nucleotide polymorphisms in the *estrogen receptor beta* gene between genomic DNA of BDIV and BDIX rats

Discussion

Association analyses basing on a whole genome scan of segregating crosses between cancer susceptible BDIX and resistant BDIV rats on the basis of microsatellite genotyping yielded seven autosomal gene loci associated with tumor risk. They control tumor incidence and latency time in an allele-specific manner. The phenotypic analyses of F_2 intercross animals revealed that male rats had an about twofold higher tumor incidence and a significantly shorter latency time compared to females. A number of human tumors, too, not arising in the sexual organs develops with a marked sex bias. This is on the one hand due to sex-specific environmental influences caused by different habits of both sexes as e.g. smoking and alcohol consumption. On the other hand it might reflect sex-specific expression of the genes involved in individual cancer susceptibility and resistance. In an animal model, environmental influences can be controlled to a large extent providing very similar conditions for both sexes. If sex-specific differences are observed in disease phenotypes, they are most likely due to causative genes whose expression is either regulated in a sex-specific manner or which exert sex-specific effects on the expression of other genes.

When association analyses were carried out for both sexes separately six of seven loci displayed sex-specific effects (Kindler-Rohrborn et al. 2000). Different loci therefore appeared to determine cancer risk in male and female rats. Among them *Mss4* and *Mss7* exerted the strongest effects, with BDIV alleles conferring almost complete resistance to female animals only. We could show that both loci act independently: BDIV alleles for one of them are sufficient to affect the female resistance phenotype suggesting that the underlying genes may exert their actions in the same signalling pathway.

Through haplotype analysis in affected animals *Mss4* and *Mss7* could be narrowed down to 20 and 13 Mb respectively leaving us with approximately 200 and 270 positional candidate genes for *Mss4* and *Mss7,* respectively. However, using sex- specificity and gene function as additional selection criteria four interesting candidate genes were found for *Mss4,* namely transforming growth factor beta *(Tgfb3),* latent transforming growth factor beta binding protein 2 *(Ltbp2);* (Oklu et al. 2000), estrogen receptor beta *(Esr2);* (Kuiper et al. 1996) and estrogen related receptor beta *(Esrrb)*; (Horard et al. 2003). Unfortunately, there were no obvious candidates for *Mss7*. *Tgfb3* has previously been shown to be secreted by BDIX schwann cells during EtNU-induced carcinogenesis thereby functionally suppressing an adaptive immune response (Altenschmidt et al. 1997). We have recently shown that T lymphocytes play an important role in the prevention of peripheral nervous system tumors in the BDIV rat (Marx JAM, Rohrborn AJ, Koelsch BU, Fischer C & Kindler-Rohrborn A; in preparation). *Ltbp2* which regulates the secretion and activation of *Tgfb3* through association with it is interesting in the same context.

A lower incidence of trigeminal MPNSTs in females than in males (48% vs 79%) has also been reported for Wistar Furth x Long Evans rat hybrids (Aoyama et al. 1989, Naito et al. 1998). Female gonadectomy increased the incidence to 74% which was partially reversed upon estrogen supplementation while male gonadectomy did not influence the tumor rate which was reduced upon estrogen application. Therefore, the estrogen receptor beta and estrogen related receptor beta are interesting candidate genes. Sequence analysis of cDNAs and promotor regions of all four genes in both rat strains revealed that relevant polymorphisms could only be detected in the alternative promoters of the *Esr2*, ON and OH with one polymorphism lying in the core region of the ON promotor which should lead to altered transcription factor binding. Further investigations will show whether and in which tissues gene expression is affected as we were able to show that susceptibility and resistance towards EtNU-induced development of MPNSTs depend on the interaction of premalignant schwann cells with cells of the immune system (Gering 2006).

Acknowledgements

We thank Petra Plessow, Thomas Civela, Claudia Lechleiter and Thomas Haberland at the Institute of Cell Biology (Cancer Research), University of Duisburg-Essen Medical School, for expert assistance with animal husbandry and Ortrud Schmidt (Institut of Neuropathology University of Bonn Medical Center, Bonn, Germany) for excellent technical assistance. This work was supported by: Krebsforschung International, e.V., Düsseldorf, Germany; the Dr. Mildred Scheel Stiftung für Krebsforschung (Grant 10-1830 Ki 1), Bonn, Germany and the Bonfor Program of the Medical School, University of Bonn, Germany.

References

Altenschmidt U, Kahl R, Klundt E, Stocklin E, Mihatsch M, Weindel K, Groner B (1997). Schwannoma cells induce a tumor-cell-specific cytotoxic-T-cell response upon transplantation into syngeneic rats but escape elimination through the secretion of immunosuppressive factors. *Int J Cancer*, 70(5), 542-550.

Aoyama H, Naito M, Fujimoto N, Oda M, Naito Y, Mori M, Ito A (1989). Effects of sex difference, gonadectomy and estradiol on N-ethyl-N-nitrosourea-induced trigeminal nerve tumors in rats. *Carcinogenesis*, 10(8), 1505-1509.

Balmain A, Nagase H (1998). Cancer resistance genes in mice: models for the study of tumour modifiers. *Trends Genet*, 14(4), 139-144.

Balmain A (2002). Cancer as a complex genetic trait: tumor susceptibility in humans and mouse models. *Cell*, 108(2), 145-152.

Druckrey H, Landschutz C, Ivankovic S (1970). [Transplacental induction of malignant tumours of the nervous system. II. Ethylnitrosurea in 10 genetically defined strains of rats]. *Z Krebsforsch*, 73(4), 371-386.

Druckrey H (1971). Genotypes and phenotypes of ten inbred strains of BD-rats. *Arzneimittelforschung*, 21(8), 1274-1278.

Gering KM, Marx JAM, Lennartz K, Fischer C, Rajewsky MF, Kindler-Röhrborn A (2006). The interaction mode of premalignant Schwann-and immune effector cells during chemically induced carcinogenesis in the rat peipheral nervous system is strongly influenced by genetic background. *Cancer Research*, in press.

Giangaspero F, Bigner SH, Kleihues P, Pietsch T, Trojanowsky JQ (2000). Medulloblastoma. In P. Kleihues, & W.K. Cavenee (Eds.), *Pathology and Genetics of Tumors of the Nervous System* (pp. 129-137). Lyon: IARCPress.

Horard B, Vanacker JM (2003). Estrogen receptor-related receptors: orphan receptors desperately seeking a ligand. *J Mol Endocrinol*, 31(3), 349-357.

Kindler-Rohrborn A, Kolsch BU, Fischer C, Held S, Rajewsky MF (1999). Ethylnitrosourea-induced development of malignant schwannomas in the rat: two distinct loci on chromosome of 10 involved in tumor susceptibility and oncogenesis. *Cancer Res*, 59(5), 1109-1114.

Kindler-Rohrborn A, Kind AB, Koelsch BU, Fischer C, Rajewsky MF (2000). Suppression of ethylnitrosourea-induced schwannoma development involves elimination of neu/erbB-2 mutant premalignant cells in the resistant BDIV rat strain. *Cancer Res*, 60(17), 4756-4760.

Kleihues P, Burger PC, Collins VP, Newcomb EW, Ohgaki H, Cavenee WK (2000). Glioblastoma. In P. Kleihues, & W.K. Cavenee (Eds.), *Pathology and Genetics of Tumours of the Nervous System* (pp. 29-39): IARCPress.

Kuiper GG, Enmark E, Pelto-Huikko M, Nilsson S, Gustafsson JA (1996). Cloning of a novel receptor expressed in rat prostate and ovary. *Proc Natl Acad Sci U S A*, 93(12), 5925-5930.

Louis D, BW, BWS, Budka, H, Deimling Av, Kepes JJ (2000). Meningioma. In P. Kleihues, & W.K. Cavenee (Eds.), *Pathology and Genetics of Nervous System Tumors* (pp. 176-184). Lyon: IARCPress.

Naito Y, Saito K, Shiiba K, Ohuchi A, Saigenji K, Nagura H, Ohtani H (1998). CD8+ T cells infiltrated within cancer cell nests as a prognostic factor in human colorectal cancer. *Cancer Res*, 58(16), 3491-3494.

Oklu R, Hesketh R (2000). The latent transforming growth factor beta binding protein (LTBP) family. *Biochem J*, 352 Pt 3, 601-610.

Woodruff JM, Kourea HP, Louis DN, Scheithauer BW (2000). Schwannoma. In P. Kleihues, & W.K. Cavenee (Eds.), *Pathology and Genetics of Tumours of the Nervous System* (pp. 164-166). Lyon: IARCPress.

Dörte Huscher[1], Katja Thiele[1], Carolin Weber[1], Angela Zink[1]: **Geschlechtsspezifische Unterschiede in Krankheitpräsentation und Behandlung bei Patienten mit rheumatoider Arthritis – Ergebnisse der Kerndokumentation der Rheumazentren des Jahres 2003**

[1] Deutsches Rheuma-Forschungszentrum, Epidemiologie, Berlin, Germany

In vielen Bereichen der Medizin sind geschlechtsspezifische Unterschiede in Diagnostik und Therapie festgestellt worden. Wir haben untersucht, wie sich dies innerhalb der rheumatologischen Versorgung darstellt. Es wurden Daten der Kerndokumentation der Regionalen Kooperativen Rheumazentren des Jahres 2003 ausgewertet.

Die bundesweit einheitliche rheumatologische Kerndokumentation ist ein Instrument der Versorgungsforschung. Sie erfasst seit 1993 Patienten mit entzündlichen und degenerativen rheumatischen Erkrankungen einmal jährlich anhand eines Arzt- und eines Patientenfragebogens. Die etwa 100 dokumentierenden Einrichtungen sind rheumatologische Abteilungen von Universitätskliniken, Krankenhäusern und Rehabilitationskliniken in öffentlicher oder privater Trägerschaft und niedergelassene Rheumatologen mit internistischem oder orthopädischem Schwerpunkt. Die Kerndokumentation der kooperativen Rheumazentren wird bis Ende 2006 durch das Bundesministerium für Bildung und Forschung im Rahmen des Kompetenznetzes Rheuma gefördert (FKZ #01 GI 0344/3).

Datengrundlage

Die durchgeführten Vergleiche wurden auf 8.858 Patienten aus dem Jahr 2003 mit gesicherter Diagnose rheumatoide Arthritis (RA) beschränkt, die sich seit mindestens vier Wochen in ambulanter rheumatologischer Betreuung befanden.

	Frauen	Männer
n	6.840	2.018
Alter in Jahren (μ±d)	60,3 ± 12,7	61,9 ± 11,5
Krankheitsdauer, in Jahren (μ±d)	12,2 ± 9,8	10,8 ± 8,7
Arzteinschätzung		
Disease Activity Score (μ±d)	3,7 ± 1,4	3,4 ± 1,5
Hohe Krankheitsaktivität (7-10)	5 %	5 %
Hoher Schweregrad (4-5)	17 %	16 %
Patienteneinschätzung		
Hohe Schmerzen (7-10)	24 %	19 %
Schlechter Gesundheitszustand (7-10)	22 %	18 %
Funktionsfragebogen Hannover (μ±d)	68,4 ± 24,1	77,4 ± 21,4

Tabelle 3[1]: Vergleich von Frauen und Männern des Gesamtdatensatzes

Das durchschnittliche Alter der Frauen lag im Gesamtdatensatz bei 60 Jahren, das der Männer bei 62 Jahren, die durchschnittliche Krankheitsdauer bei 12 bzw. 11 Jahren – damit waren diese Unterschiede zwischen Frauen und Männern relativ gering (Tabelle 3). Allerdings zeigten sich deutliche Unterschiede im Disease activity score (DAS). Frauen hatten in diesem Index deutlich höhere Werte als Männer. In der Selbsteinschätzung dokumentierten Frauen häufiger als Männer sowohl ein hohes

[1] Rheumatologische Krankheitsparameter:

Disease Activity Score (DAS): Kranheitsaktivitätsscore berechnet aus Blutsenkungsgeschwindigkeit, Anzahl geschwollener und druckschmerzhafter Gelenke (Arzt) und Gesundheitszustand (Patient); <3.2 niedrige, 3.2-5.1 mittlere, >5.1 hohe Aktivität

Krankheitsaktivität, Schmerz, Gesundheitszustand: NRS 0-10; 0 bester Wert

Schweregrad: 1 asymptomatisch, 2 leicht, 3 mittel, 4 schwer, 5 sehr schwer

Funktionsfragebogen Hannover (FFbH): bildet über 18 Fragen aus dem Bereich des täglichen Lebens den prozentualen Anteil der vollen Funktionsfähigkeit ab; Wertebereich 0-100[%]; 100 bester Wert

Schmerzempfinden als auch einen schlechten allgemeinen Gesundheitszustand. Dies korrespondiert mit einem um 9 Prozentpunkte schlechteren mittleren Funktionsstatus - gemessen anhand des Funktionsfragebogens Hannover (FFbH) - bei Frauen mit 68% der vollen Funktionsfähigkeit gegenüber Männern mit 77%.

Um einen möglichen Einfluss von Alter und Krankheitsdauer auf die beobachteten Unterschiede weitestgehend ausschließen zu können, wurden matched pairs nach Alters- und Krankheitsdauergruppen, jeweils in 5-Jahres-Schritten, gebildet. Die bereits in der Gesamtgruppe beobachteten Unterschiede hinsichtlich der klinischen Beurteilung und des subjektiven Krankheitsempfindens verstärkten sich nach Adjustierung für Alter und Krankheitsdauer.

	Frauen	**Männer**
N=1339; Alter 62 ± 11 Jahre, Krankheitsdauer 12,5 ± 9,5 Jahre		
DAS (μ±d)	3,9 ± 1,3	3,5 ± 1,5
hohe Krankheitsaktivität (7-10)	5 %	5 %
hoher Schweregrad (4-5)	15 %	19 %
Hohe Schmerzen (7-10)	27 %	20 %
Schlechter Gesundheitszustand (7-10)	25 %	19 %
FFbH (μ±d)	66,2 ± 23,9	76,2 ± 21,7

Tabelle 4: Vergleich von Frauen und Männern nach alters- und krankheitsdauer-spezifischem Matchen

Auffällig ist der gegensätzliche Trend von Arzt- und Patientenselbsteinschätzung: Während Ärzte mehr Männer mit hohem Schweregrad einstufen, bewerten sich Männer in der gesundheitlichen Selbsteinschätzung positiver als Frauen. Andererseits stehen auch der bessere Disease activity score bei Männern mit dem größeren Anteil von Männern mit hoher Schweregradeinstufung in Widerspruch zueinander, wobei jedoch berücksichtigt werden muss, dass der DAS ein Misch-Score aus Arzt- aber auch Patientenangaben ist: Zum einen geht die Angabe zum Gesundheitszustand des Patienten mit ein, zum anderen wird die Anzahl der druckschmerzhaften Gelenke durch das individuelle Schmerzempfinden der Patienten beeinflusst. In der gematchten Gruppe liegt der Anteil von Frauen mit schweren Schmerzen um 7% und derer mit einem schlechten Gesundheitszustand um 6% höher als bei Männern.

Medikamentöse Therapie (matched pairs Datensatz)

Im Matched-Pairs-Vergleich waren deutliche Unterschiede in der Verordnung medikamentöser Therapien bei Frauen und Männern zu finden: Primär entzündungshemmende nicht-steroidale Antirheumatika (NSAR) wurden in der gastrointestinal verträglicheren Form der Coxibe häufiger Frauen, herkömmliche NSAR eher Männern verschrieben (Abbildung 15). Auch bei Einschränkung auf Patienten mit chronischer Magen-Darm-Erkrankung bekamen Männer zu einem höheren Anteil (39%) herkömmliche NSAR im Vergleich zu Frauen (33%), Coxibe wurden in dieser Subgruppe bei beiden Geschlechtern zu 25% verordnet.

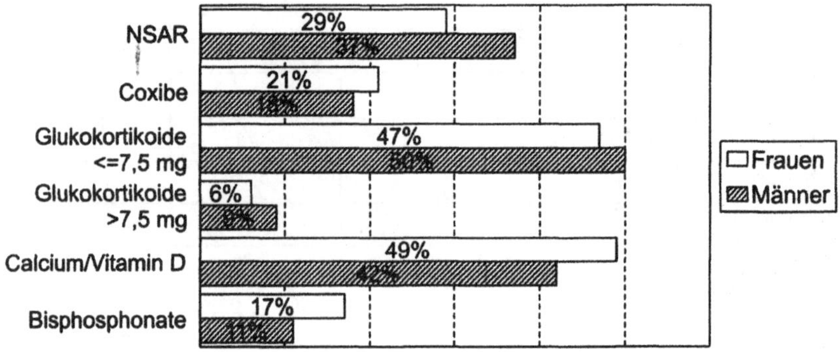

Abbildung 15: Allgemeine medikamentöse Therapien bei Frauen und Männern

Während niedrig (<=7,5 mg/Tag) dosierte Glukokortikoide in etwa gleichem Maße bei Frauen und Männern zur Anwendung kamen, wurden Glukokortikoide in der hochdosierten (>7.5 mg/Tag) Form, die in der Langzeittherapie mit einem erhöhten Nebenwirkungs- und Osteoporoserisiko behaftet sind, häufiger Männern verordnet – Medikamente zur Osteoporoseprophylaxe und -therapie dagegen mehr Frauen. Auch eine Osteodensitometrie wurde bei Frauen im vorangegangenen Jahr mit 14% häufiger als bei Männern (9%) durchgeführt, was zum Teil auch auf eine größere Eigeninitiative der Frauen zurückzuführen sein dürfte: 7% der Frauen gaben an, im letzten Quartal eine Knochendichtemessung selbst bezahlt zu haben, während Männer dies nach eigener Angabe nur in 3% der Fälle taten. Trotz der in der Summe selteneren Einnahme von Glukokortikoiden gaben Frauen mit 9% häufiger als Männer (6%) bei den Gesundheitsproblemen „Kortisongesicht" mit einer Einstufung „mäßig" oder „schwer" an (Skala : gar nicht – leicht – mäßig –schwer).

Im Allgemeinen fanden sich jedoch keine Unterschiede, was behandlungsbedürftige Nebenwirkungen von Medikamenten anging. Sowohl Frauen als auch Männer mussten in den vorangegangenen 6 Monaten in 13% bzw. 12% der Fälle extra Arztbesuche machen, waren zu 1% wegen Nebenwirkungen krankgeschrieben und zu 2% stationär im Krankenhaus.

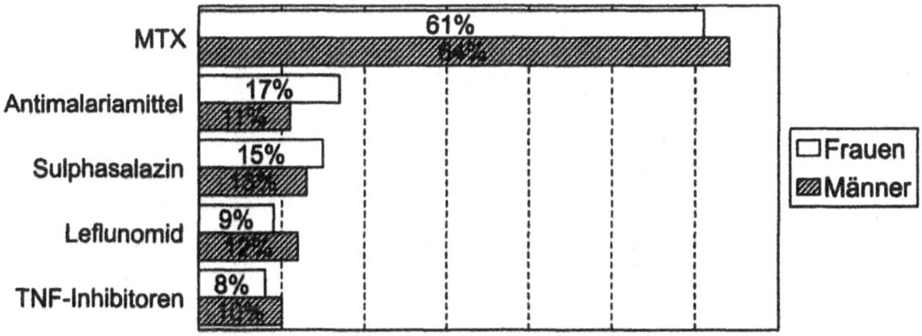

Abbildung 16: Basistherapien bei Frauen und Männern

Basistherapeutika zielen auf eine langfristige immunsuppressive oder immun-modulatorische Kontrolle der zugrunde liegenden Entzündungsreaktion (Abbildung 16). Methotrexat als die Standardtherapie bei rheumatoider Arthritis weist bei Männern und Frauen eine etwa gleiche Verordnungsfrequenz auf. Männer erhielten häufiger innovative Therapien wie Leflunomid und TNF-alpha-Inhibitoren; Frauen dagegen eher die schwächer wirksamen Basistherapeutika wie Antimalariamittel und Sulphasalazin.

		Altersgruppen (in Jahren)				
		< 40	40-49	50-59	60-64	<65
DAS (μ)	Frauen	3,3	3,5	3,9	4,0	3,9
	Männer	2,9	3,3	3,7	3,4	3,5
Antimalariamittel	Frauen	24 %	19 %	19 %	18 %	14 %
	Männer	8 %	15 %	13 %	12 %	8 %
Sulphasalazin	Frauen	24 %	14 %	14 %	14 %	15 %
	Männer	13 %	15 %	19 %	14 %	9 %
Kombinationstherapie	Frauen	39 %	31 %	28 %	28 %	16 %
	Männer	28 %	32 %	31 %	25 %	19 %

Tabelle 5: Ausgewählte Basistherapien nach Alter und Geschlecht

Dieser Trend zeigt sich für Antimalariamittel - bei zusätzlicher Trennung nach Altersgruppen - auch über das gebärfähige Alter hinaus (Tabelle 5). Damit kann die häufigere Verordnung schwächer wirksamer Basistherapien bei Frauen nicht wie vermutet auf Frauen in die Phase des Kinderwunsches zurückgeführt werden. Dieser Umstand wurde zumindest bei jungen Frauen durch eine erhöhte Verordnung von Kombinationen mehrerer Basistherapien kompensiert. Die Therapieunterschiede lassen sich auch nicht durch eine niedrigere Krankheitsaktivität bei Frauen erklären, da der DAS in allen Altersgruppen bei Frauen um 0,2 bis 0,6 Scorepunkte höher als bei Männern liegt.

Nichtmedikamentöse Therapie (matched pairs Datensatz)

Frauen erhielten mit 70% Verordnungen häufiger nichtmedikamentöse Therapien als Männer mit 56% (Abb. 3); diese vor allem in Form von Krankengymnastik (51% bzw. 42%), die zu etwa vier Fünfteln einzeln und zu einem Fünftel als Gruppentherapie verordnet wurde. Der höhere Anteil von Krankengymnastik lässt vermuten, dass hier dem Umstand des deutlich schlechteren Funktionsstatus bei Frauen Rechnung getragen wurde. Zweithäufigste Therapieart waren Massagen, die mit 27% deutlich häufiger von Frauen als von Männern (19%) in Anspruch genommen wurden. Bewegungsbad, Elektrotherapie oder Bäder/Packungen kamen bei 9% bis 12% der Männer und 13% bis 15% Frauen zur Anwendung. Der Anteil von Ergotherapie lag bei 5%, von Psychotherapie oder Schmerzbewältigungskursen bei 4% bei Frauen und 2% bei Männern, Patientenschulung wurde mit 2% bzw. 1% fast nicht durchgeführt (nicht dargestellt).

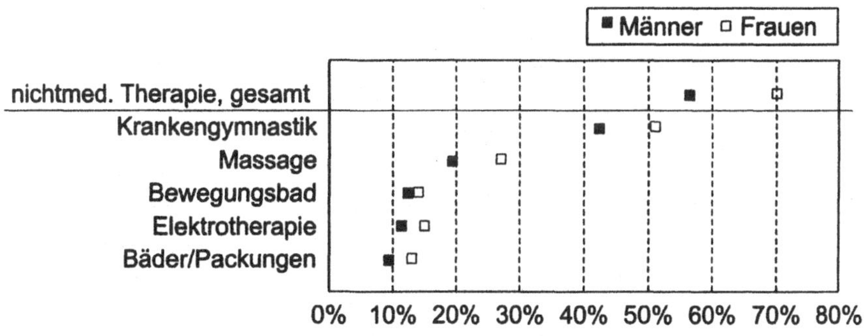

Abbildung 17: Ausgewählte nichtmedikamentöse Therapien

Sonstige Inanspruchnahme (matched pairs Datensatz)

Rückblickend auf das vorangegangene Jahr sind Frauen (29%) seltener als Männer (35%) arbeitsunfähig gewesen und hatten kumulativ auch kürzere Arbeitsausfallzeiten: Frauen im Mittel 6 Wochen, Männer 8,8 Wochen (im Median lagen beide Geschlechter bei 3 Wochen). Die Rate der Krankenhausaufenthalte war bei Frauen und Männern gleich (16% bzw. 17%), allerdings lag die mittlere Dauer der Aufenthalte bei Frauen mit 23,5 Tagen deutlich über der der Männer (19,8 Tage). Dieser Unterschied verstärkt sich zusätzlich bei Betrachtung des Mediane: Frauen lagen dort bei 21 Tagen, Männer bei 15 Tagen Hospitalisierungsdauer.

Stationäre Rehabilitationsmaßnahmen wurden sowohl von Frauen als auch Männern in gleichem Umfang (9% bzw. 10%) in Anspruch genommen.

Logistische Regressionsanalyse (Gesamtdatensatz)

Aufgrund der zuvor dargestellten Unterschiede vor allem in der Verordnung medikamentöser Therapien wurden weitere Auswertungen durchgeführt, die primär nach Parametern der Krankheitsausprägung stratifiziert wurden, da erwartet werden kann, dass das Verordnungsverhalten hauptsächlich durch Krankheitsaktivität und –schwere geleitet ist. Auch dort fanden sich geschlechtsspezifische Unterschiede im Therapiespektrum.

Da die Entscheidung für eine medikamentöse Therapie durch eine komplexe Matrix von Einflussfaktoren bestimmt wird, dürfte eine tabellarisch dimensionierte Darstellung trotz Adjustierung für weitere Kovariablen kaum ausreichen, um ein umfassendes Bild über die Gründe der Wahl einer bestimmten Therapie zu erhalten. Um Prädiktoren für die oben genannten Therapien zu identifizieren und damit Gründe für Therapieunterschiede im vielschichtigen Entscheidungsprozess aufzeigen zu können, haben wir mit den Daten des Gesamtdatensatzes eine multivariate logistische Regressionsanalyse mit einer bedingten, schrittweisen Aufnahme durchgeführt und dabei alle in Tabelle 3 aufgeführten, möglichen Einflussfaktoren berücksichtigt.

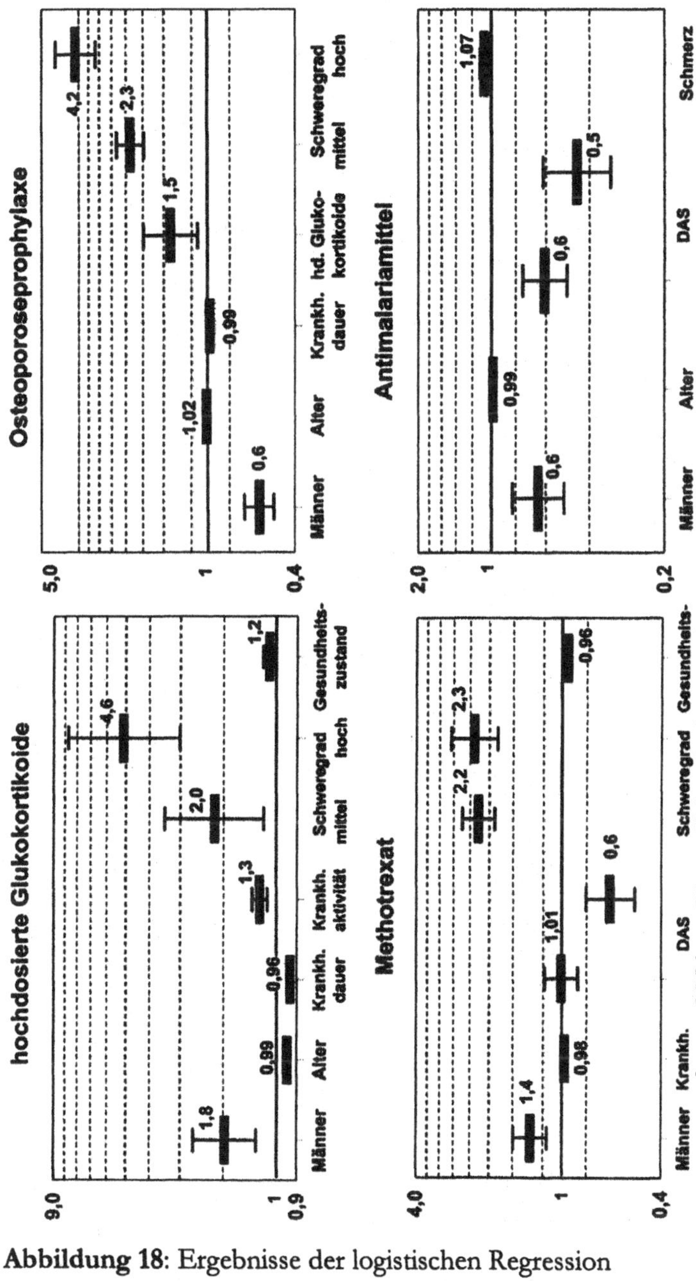

Abbildung 18: Ergebnisse der logistischen Regression

Dabei stellte sich heraus, dass bei der Verordnung von herkömmlichen NSAR, Coxiben, Sulphasalazin und Kombinationstherapie das Geschlecht keine Rolle spielte, sondern die Entscheidung, ob eine Therapie verordnet wurde oder nicht, allein von krankheitsspezifischen Parametern bzw. dem Alter beeinflusst wurde. Jedoch fand sich nach Adjustierung für relevante Kovariablen bei hochdosierten Glukokortikoiden, Osteoporoseprophylaxe, Methotrexat und Antimalariamitteln ein signifikanter Einfluss des Geschlechts auf die Therapieentscheidung, der sich bei hochdosierten Glukortikoiden und Methotrexat als erhöhend für Männer, bei Antimalariamitteln und Osteoporoseprophylaxe als senkend für Männer im Vergleich zu Frauen zeigte.

Krankheitsausprägung, subjektive Beschwerden und Aspekte der Behandlung der RA unterscheiden sich zwischen Frauen und Männern. Die Diskrepanzen zwischen objektiver Aktivitätsmessung, Einschätzung des Arztes und Selbsteinschätzung der Patienten legen den Schluss nahe, dass Frauen und Männer in der Behandlungssituation teilweise unterschiedlich wahrgenommen werden.

Literatur

Huscher D, Thiele K, Zink A für die Arbeitsgemeinschaft Regionaler Kooperativer Rheumazentren in der DGRh (2004). Patienten mit rheumatoider Arthritis und ankylosierender Spondylitis. Geschlechtsspezifische Unterschiede in der Behandlung. *Arthritis+Rheuma,* 6, 205-210.

Huscher D, Thiele K, Weber C, Zink A, AG regionaler Rheumazentren (2005). Alters-, geschlechts- und schichtspezifische Behandlungsunterschiede bei Patienten mit rheumatoider Arthritis - Ergebnisse der Kerndokumentation der Rheumazentren des Jahres 2003. 33. Tagung der Deutschen Gesellschaft für Rheumatologie, Dresden, 14. - 17. September 2005. *Z Rheumatol,* 64[Suppl. I], I/59.

Huscher D, Thiele K, Weber C, Zink A (2006). Reasons for gender differences in prescription of drug therapies in rheumatoid arthritis - results from the database of the German Collaborative Arthritis Centres. *Gender Medicine,* 3(Suppl. A), S54-S55.

Jeanette Fleisch[1], Markus C. Fleisch[2], Petra A. Thürmann[1]:

Are Women Still Underrepresented in Clinical Drug Trials? – An Update

[1] Philipp-Klee-Institute of Clinical Pharmacology, HELIOS Klinikum Wuppertal, Germany

[2] Department of Obstetrics and Gynecology, Heinrich-Heine-University, Düsseldorf

Introduction

Women have been traditionally underrepresented as participants of clinical drug trials (Kinney et al. 1981, Schmucker et al. 1993, Vidaver et al. 2000, Tabelle 6). In their work published 1981, Kinney et al. were the first to describe this phenomenon. They analyzed 50 studies published in 1979 in the Journal of Clinical Pharmacology (JCP) and Clinical Pharmacology and Therapeutics (CP&T) and found a remarkable underrepresentation of women with only 6 studies including female subjects under the age of 45. In accordance to this, Schmucker et al. analyzed studies published in CP&T and the British Journal of Clinical Pharmacology (BJCP) between 1969 and 1991 and found that the number of studies excluding women had even increased in both journals.

Source of studies	Years	No. of studies (n)	Results	References
JCP	1979	50	6 of 50 studies analyzed included women	Kinney 1981
CP & T	1981-1991	na	More studies including women (statistically not significant)	Levey 1991
CP & T, BJCP	1969-71, 1979-81 1989-91	1947	Number of drug trials excluding female subjects increased during investigated period (22 years). Majority of studies did not report on gender differences.	Schmucker 1993
NEJM, JAMA, JNCI, Circulation	1993, 1995, 1997, 1998	865	20 % of NIH funded studies without female subjects, no change over the 5-year period analyzed, gender-specific analysis in 25-33 % of studies including women	Vidaver 2000
Medline Search, clinical trials investigating statins	1990-1999	19	23 % female subjects in studies investigating primary prevention, 10 % in secondary prevention	Bandyopadhyay 2000
Medline/ Cochrane database: trials on acute coronary syndrome	1966-1990, 1991-2000	593	Proportion of women included increased from 20 % (1966-1990) to 25 % (1991-2000), still below the proportion of women suffering from CHD	Lee 2001
FDA submitted clinical trial protocols and labeling for 185 new entities approved by CDER	1995-1999	2581	Equal participation of men and women in clinical trials, 22 % of studies describing gender effects (90 % PK, 12 % safety, 5 % efficacy)	Evelyn 2001

Tabelle 6: Published analyses on the representation of women in clinical trials.

BJCP: British Journal of Clinical Pharmacology,
CDER = (FDA) Center for Drug Evaluation and Research,
CHD = coronary heart disease, incl. = included,
JAMA = Journal of the American Medical Association,
JCP: Journal of Clinical Pharmacology,
JNCI = Journal of the National Cancer Institute;
na = not available,
NEJM = New England Journal of Medicine,
ns = not significant.

This phenomenon stands in contrast to the increasing knowledge of gender-related differences in pharmacokinetics (PK) and also –dynamics

(PD) of drugs (Meibohm et al. 2002, Thuermann et al. 1998). Gender affects the activity of the cytochrome P450 isoenzymes as well as phase II metabolism (Wolbold et al. 2003, Cotreau et al. 2005). In addition to that, the intake of hormonal contraceptives takes a measurable influence on drug metabolism (Meibohm et al. 2002). Furthermore, it is well perceived, that women suffer from adverse drug reactions (ADRs) more frequently than men (Swann et al. 1992, Martin et al. 1998, Cotreau et al. 2005). Some ADRs may occur more frequently in women than in men due to a difference in PK, e.g. central-nervous side effects in response to mefloquine (Van Riemsdijk et al. 2002) and a significant higher toxicity after treatment with 5-fluouracil (Sloan et al. 2002), whereas some of these different frequencies of ADRs are caused by differences in PD, e.g. drug-induced torsade de pointes arrhythmia (Drici et al. 2001).

One reason to exclude women from clinical trials with new entities were the severe side effects of thalidomide (phocomelia/amelia) and diethylstilbestrol (cervical and vaginal adenocarcinoma) in the offspring of women treated during pregnancy in the 1960s and 70s. These experiences resulted in the publication of the "Guidelines for General Considerations of the Clinical Evaluations on Drugs" by the FDA in 1977 (FDA 1997). It was determined that women at reproductive age should be excluded from early phase clinical trials and were effective for 16 years. Noticing that in 60% of all drug trials women were underrepresented and that 25% of pharmaceutical companies abandoned female participants in their drug trials, the FDA published 1993 a revised "Guideline for the Study and Evaluation of Gender Differences in the Clinical Evaluation of Drugs" (FDA 1993). They stated that the design of future studies should include a proportion of women according to their representation in the target population and that gender-specific analysis of results should be routinely performed.

Aim of the present analysis

To investigate the current representation of women in early phase clinical drug trials we analyzed studies published in three leading Clinical Pharmacology Journals. Our analysis is an update on the current situation of women in clinical trials 20 years after the initial report on the gender bias in clinical studies and 8 years after the FDA changed their regulations concerning the inclusion of women in 1993. The special emphasis of the study compared to other recent publications on gender effects is based on the selection of the investigated papers predominantly publishing early phase clinical trial addressing PK and PD effects including adverse drug reactions. The importance of gender related differences in PK and PD is reflected in the increasing numbers of investigations published on this topic over the last 20 years.

Methods

All eligible trials in the 2001 issues of Clinical Pharmacology and Therapeutics (CP&T;69(1)-70(6)), the British Journal of Clinical Pharmacology (BJCP; 51(1)-51(12)), and the European Journal of Clinical Pharmacology (EJCP;56(11)-57(11)) were included in the study. Inclusion criteria for studies were: 1. prospective clinical drug trial in humans. 2. retrospective analysis of patient's data. The following types of trials were excluded from analysis: 1. in-vitro studies, 2. molecular-biological analyses (e.g. determination of genetic polymorphism) without controlled testing of a drug, 3. studies testing gender specific drugs (e.g. substances for erectile dysfunction), 4. reviews, case reports or pharmaco-epidemiologic investigations.

Clinical trials were classified into phase I, II and III and differentiated between studies performed in healthy volunteers and those performed with patients. Collected data (parameters shown inTabelle 7) were entered into a database (Microsoft EXCEL 2000™) and were analyzed descriptively. A multivariate analysis (TOBIT model) was performed using the STAT 8.2 software (Tabelle 7).

Author	-Country of affiliation of 1st author -Gender of 1st, 2nd and senior author.
Study design	-Clinical phase -Pharmacodynamic/-kinetic -Gender-specific analysis of results
Sponsoring	-Government -Industry
Drug	-ATC-Code (*A*natomical, *T*herapeutic *C*hemical classification system) -published gender-specific effects
Volunteers	-Healthy volunteers, patients, children -Gender -Mean age

Tabelle 7: Parameters evaluated from the trials included (n=239) in the multivariate analysis.

Results

239 studies (n=94 BJCP, n=87 CPT, n=58 EJCP) including 15,880 subjects fulfilled the inclusion criteria. In 17 (7.1%) trials, drugs were investigated in children (n=1,490 9.4% of participants), in 89 clinical trials, a total of 11,243 patients were enrolled, whereas the majority of studies (n=150) enrolled healthy volunteers (n=3,147). Although more than half of the studies were conducted in healthy volunteers, volunteers represented only 22.8% of study population. Nevertheless, 77.8% of the trials were classified as phase I, 20.1% phase II and 2.1% phase III studies. 15.48% of all studies were conducted in the US, 12.97% in the UK, 12.13% in Germany and 8.29% in Japan.

Sources of sponsoring were government (43.6%), industry (29.7%) or both (2.7%), in the remaining studies there was either no sponsorship or sponsorship was not disclaimed. The gender of the first/senior author as a potential factor responsible for consideration of gender aspects could be analyzed in 64.9/62% of papers.

17.2% of the first authors and 6.8% of the senior authors identified were of female gender.

Gender distribution in early phase clinical drug trials

Of the studies analysed, 69.0% (CP&T), 55.3% (BJCP), and 71.0% (EJCP) included women and men as participants. The overall proportion of female participants in those clinical drug trials including women was 37 % and showed no significant difference between journals.

Analysis of gender distribution with respect to clinical phase showed a lower inclusion rate of women in phase I trials (35.6%) when compared to phase II and III trials (38.1%) but failed to show significance in the multivariate analysis ($p \geq 0.05$). However, when looking at the number of clinical trials conducted in healthy volunteers and in patients, about half of the studies included female healthy volunteers, whereas in trials with patients women were included in the majority of trials (Fleisch et al. 2005).

Multivariate analysis proved the following parameters to have a significant impact on gender distribution: governmental sponsoring, studies performing a gender-specific analysis of results and studies investigating hormone preparations resulted in a higher inclusion rate of women than the other studies. On the other hand, studies initiated in the UK, investigating drugs of the ATC-codes P (antiparasitary drugs) or B (blood and blood-forming organs) enrolled a significantly lower proportion of female subjects.

Gender specific subgroup-analysis

In 26 studies (10.9%), a gender-specific subgroup-analysis of their results was performed. This group included 8.6% (n=16) of all phase I studies and 18.9% (n=10) of all phase II and III trials. In four studies, a difference was found in the results with regard to gender.

31 studies were testing drugs with already published differences in PK (n=26) or ADR (n=5). Two of 26 studies investigating drugs with known gender specific differences in the PK addressed this fact in form of a gender-specific analysis of results. None of the 5 studies testing drugs, known to induce torsade de points arrhythmias more frequently in females evaluated their results with respect to the gender of their participants.

Conclusion

Our analysis updated the inclusion rate for women for the year 2001 and we found that the proportion of studies (63.2%) recruiting women had increased compared to the findings of Schmucker et al. (1993) between 1969 and 1991. The number of studies published in CPT and recruiting men only remained unchanged at 26.8% compared to the period 1969-71 (27%) (Fleisch et al. 2005).

In only 9% (2/22) of all studies investigating drugs with known differences in PK or adverse drug reactions, a gender specific analysis was performed. Studies with drugs which prolong the QT-interval and, therefore, impose a higher risk on female participants were conducted sometimes in male healthy volunteers only, sometimes in men and women; it was not possible to detect a systematic approach for in- or exclusion of females. In none of the studies – even when concentration-dependent increases in QT-interval were measured as PD-parameter – a gender-specific analysis was presented or mentioned.

Gender-specific differences may only be detected if they are addressed in the analysis of results. On the other hand, not all detected differences in PK show a therapeutic relevance. With regard to patients, most study inclusion criteria allow for the inclusion of women, however, their rate of enrollment does not yet represent their percentage of the population.

The gender related information on PK and PD missed in phase I, due to the exclusion of women, should be gathered in phase II trials. Study designs and analytical strategies which result in an optimal amount of information also with respect to gender have yet been developed. For example population-based PK/PD approaches can easily be applied and are proposed from regulatory agencies (Trenque et al. 2004, Mahmood et al. 2004).

Address for correspondence:

Prof. Dr. med. Petra A. Thürmann

Philipp Klee Institute of Clinical Pharmacology

HELIOS Klinikum Wuppertal

Chair of Clinical Pharmacology

University of Witten/Herdecke

Heusnerstr. 40
D-42283 Wuppertal
Germany
Tel.: +49 – 202 896 1851
Fax: +49 – 202 896 1852
Email: pthuermann@wuppertal.helios-kliniken.de

References

Bandyopadhyay S, Bayer AJ, O`Mahony MS (2000). Age and gender bias in statin trials. *Q J Med,* 94, 127-32.

Cotreau MM, von Moltke LL, Greenblatt DJ (2005). The Influence of Age and Sex on the Clearance of Cytochrome P450 3A Substrates. *Clin Pharmacokinet,* 44, 33-60.

Drici MD, Clement N (2001). Is gender a risk factor for adverse drug reactions? The example of drug-induced long QT syndrome. *Drug Saf,* 24, 575-85.

Evelyn B, Toigo T, Blanks D, Pohl D, Gray K, Robins B, Ernat J. (2001) U.S.: Food and Drug Administration. Center for Drug Evaluation and Research Women`s participation in clinical trials and gender-related label. A review of new molecular entities approved 1995-1999. *FDA,* August 24; 2001. Originator: OTCOM/DLIS. www.fda./gov/cder/reports/womens_health/women_clin_trials.htm

FDA (1977): General considerations for the clinical evaluation of drugs. Washington, D.C.: Government printing office (Publication no. HEW*(FDA)* 77-3040).

FDA (1993): Guideline for the study and evaluation of gender differences in the clinical evaluation of drugs.www.fda.gov/cder/guidance/old063fn.pdf

Fleisch J, Fleisch MC, Thuermann P (2005). Women in early-phase clinical drug trials: Have things changed over the past 20 years?. *Clin Pharmacol Ther,* 78(5), 445-452.

Kinney EL, Trautmann J, Gold JA et al. (1981). Underrepresentation of women in new drug trials: ramifications and remedies. *Ann Intern Med,* 95, 495-9.

Lee PY, Alexander KP, Hammill BG, Pasquali SK, Peterson ED (2001). Representation of elderly persons and women in published randomized trials of acute coronary syndromes. *JAMA,* 286, 708-713.

Levey BA (1991). Bridging the gender gap in research. *Clin Pharmacol Ther,* 50, 641-6.

Mahmood I, Tammara V (2004). A comparison of two sparse sampling population pharmacokinetic approaches for the estimation of pharmacokinetic parameters in children. *Int J Clin Pharmacol Ther,* 42, 240-5.

Martin RM, Biswas PN, Freemantle SN, Pearce GL, Mann RD (1998). Age and sex distribution of suspected adverse drug reactions to newly marketed drugs in general practice in England: analysis of 48 cohort studies. *Br J Clin Pharmacol,* 46, 505-11.

Meibohm B, Beierle I, Derendorf H (2002). How important are gender differences in pharmacokinetics? *Clin Pharmacokinet,* 41, 329-342.

Merkatz RB (1993). Women in clinical trials of new drugs. A change in the Food and Drug Administration policy. *N Engl J Med,* 329, 292-296.

Schmucker DL, Vesell ES (1993). Underrepresentation of women in clinical drug trials. *Clin Pharmacol Ther,* 54, 11-5.

Sloan JA, Goldberg RM, Sargent DJ, Vargas-Chanes D, Nair S, Cha SS et al. (2002). Women experience greater toxicity with fluorouracil-based chemotherapy for colorectal cancer. *J Clin Oncol,* 20, 1491-8.

Swann JR, Reinstein PF (1992). Annual Adverse Drug Experience Report. *FDA Report*, Rockville

Thuermann PA, Hompesch BC (1998). Influence of gender on the pharmacokinetics and pharmacodynamics of drugs. *Int J Clin Pharmacol and Ther,* 36, 586-90.

Trenque T, Simon N, Villena I, Chemla C, Quereux C et al. (2004). Population pharmacokinetics of pyrimethamine and sulfadoxine in children with congenital toxoplasmosis. *Br J Clin Pharmacol,* 57, 735-41.

Van Riemsdijk MM, Ditters JM, Sturkenboom MCJM, Tulen JHM, Ligthelm RJ, Overbosch D, Stricker BHC (2002). Neuropsychiatric events during prophylactic use of mefloquine before travelling. *Eur J Clin Pharmacol*, 58, 441-5.

Vidaver RM, Lafleur B, Tong C, Bradshaw R, Marts SA (2000). Women subjects in NIH-funded clinical research literature: lack of progress in both representation and analysis by sex. *J Womens Health Gend Based Med*, 9, 495-504.

Wolbold R, Klein K, Burk O, Nussler Ak et al. (2003). Sex is a major determinant of CYP3A4 expression in human liver. *Hepatology*, 38, 978-88.

Susanne Dettmer: Karriereplanung für Ärztinnen in Hochschule, Klinik und Praxis

BMBF-Projekt „Karriereplanung für Ärztinnen", Charité – Universitätsmedizin Berlin, Germany

Einleitung und Problemhintergrund

Obwohl sich die Geschlechteranteile bei den Professionsangehörigen in der Medizin zunehmend angleichen, hat sich der Frauenanteil an den Spitzenpositionen in der Medizin hierzulande bis heute nicht wesentlich erhöht. Ärztinnen sind zudem häufiger arbeitslos, finden sich mehrheitlich in weniger prestigeträchtigen Tätigkeitsbereichen und haben ein geringeres Einkommen als ihre männlichen Kollegen (vgl. Dettmer et al. 2003). Besonders deutlich zeigen sich diese Geschlechterdisparitäten im Wissenschaftsbereich. Vor allem in der Phase zwischen Promotion und Habilitation werden die Frauen von den Männern abgehängt: Der Frauenanteil in der Humanmedizin sinkt zwischen diesen beiden Qualifikationsstufen um mehr als 25 Prozentpunkte (vgl. Bund-Länder-Kommission 2004). Viele Frauen absolvieren ihre Promotion mit viel Elan und scheitern anschließend an den wenig frauen-freundlichen universitären Strukturen (vgl. Kaczmarczyk 2002). Das Phänomen eines "cooling out" der Wissenschaftlerinnen auf dieser Stufe der akademischen Karriereleiter zeigt sich fächerübergreifend sowohl in Universitäten als auch in außeruniversitären Forschungseinrichtungen (vgl. Lind 2004). Unterschiede in den Berufsverläufen von Frauen und Männern verstärken sich dabei zunehmend im biographischen Verlauf, weshalb man auch von einer sich öffnenden „Schere" zwischen Frauen und Männern sprechen kann (vgl. Abbildung 19).

Abbildung 19: Schere im Berufsverlauf von Ärztinnen und Ärzten

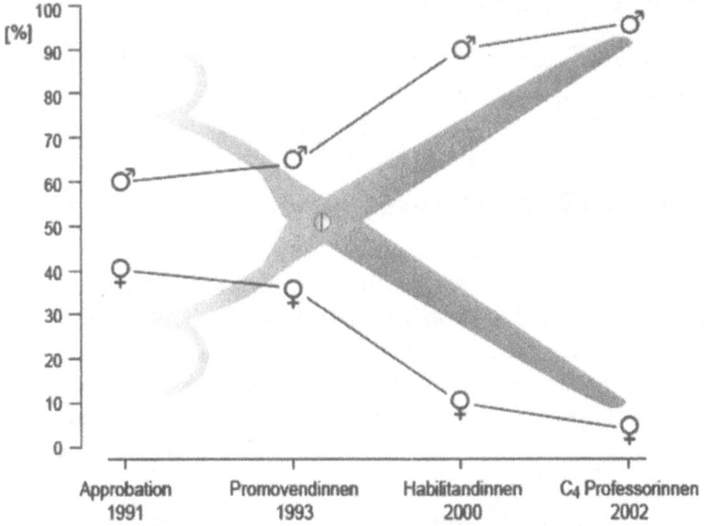

Quelle: Kaczmarczyk (in Druck)

Vor dem Hintergrund der angesprochenen Geschlechterdisparitäten stellt sich die Frage, welchen aktiven Beitrag Medizinerinnen für eine erfolgreiche Laufbahnentwicklung leisten können, welche Kompetenzen hierfür erforderlich sind und welche Rahmenbedingungen dabei unterstützend wirken können. Im Zusammenhang mit der Frage nach individuellen Gestaltungsmöglichkeiten richtet sich das Augenmerk auch auf die Notwendigkeit einer frühzeitigen beruflichen Laufbahnplanung. Dies gilt in besonderem Maße für Frauen, denn vorliegende Untersuchungen belegen, dass Frauen im Gegensatz zu Männern ihre Berufskarriere nicht frühzeitig planen und stärker von äußeren Faktoren abhängig machen, wie z.B. von dem Beruf des Partners, von familiären Arrangements oder von der Förderung durch Vorgesetzte (vgl. Autenrieth et al. 1993, Baus 1994). Die berufliche Laufbahngestaltung einer Person ist jedoch auch wesentlich davon abhängig, welche Rollen sie sich selbst zuschreibt, welches Selbstvertrauen sie hat und wie sie die eigene Erfolgswahrscheinlichkeit einschätzt (vgl. Sieverding in Druck). Die Selbstzuschreibung von Rollen wird dabei entscheidend durch die soziale Umwelt und durch

Vorbilder geprägt (vgl. z.B. Metz-Göckel et al. 1990). In einer Längsschnittuntersuchung stellten Abele-Brehm et al. (2002) fest, dass im Laufe der ersten Berufsjahre das Selbstvertrauen der Ärztinnen sank, während das der Ärzte gleich bleibend war. Zum Zeitpunkt des Studienabschlusses hatten sich dagegen noch keine entsprechenden Unterschiede zwischen den Geschlechtern gezeigt. Sieverding (1992) fand heraus, dass bei Medizinerinnen häufig zu idealistische Erwartungen an den Beruf vorherrschen, deren Folge ein so genannter „Berufseintrittsschock" ist. Dieser führt nicht selten zur Abwendung von Karriereplänen mit einer stärkeren Hinwendung zu familiären Aufgaben sowie zu damit verbundenen Mustern traditioneller geschlechtstypischer Arbeitsteilung.

An diesen Problemzusammenhang knüpft das Projekt „Erstellung eines Handbuchs zur Karriereplanung für Ärztinnen in Hochschule, Klinik und Praxis" an. Im Folgenden werden zunächst in aller Kürze die Ziele des Projektes sowie die Konzeption des Karrierehandbuchs skizziert, bevor abschließend die im Rahmen des Projektes durchgeführte Interviewstudie mit erfolgreichen Ärztinnen aus verschiedenen Tätigkeitsbereichen vorgestellt wird (ausführlich dazu vgl. Dettmer et al. in Druck).

Ziele des Projektes und Konzeption des Karrierehandbuches

Anliegen des Projektes ist es, Kriterien für eine erfolgreiche Laufbahngestaltung zu entwickeln, auf berufliche Hürden für Ärztinnen aufmerksam zu machen und dazu anzuregen, aktiv und frühzeitig die eigene Karriere zu planen. Dieses Projekt wird vom Bundesministerium für Bildung und Forschung im Programm Chancengleichheit/Genderforschung gefördert und an der Charité Berlin unter der Leitung von Frau Prof. Dr. Kaczmarczyk in Kooperation mit der Bundesärztekammer durchgeführt.

Das Konzept des Karrierehandbuchs sieht einen Mix aus wissenschaftlicher Bestandsaufnahme, eigener empirischer Untersuchung und konkreten Planungshilfen und Karrieretipps vor:

Im ersten Kapitel wird der Stand der Forschung zur beruflichen Situation von Ärztinnen vorgestellt. Dazu konnten Autorinnen gewonnen werden, die als Wissenschaftlerinnen für die jeweiligen Themengebiete besonders ausgewiesen sind. Neben einer Darstellung der Geschichte der Medizinstudentinnen und Ärztinnen in Deutschland seit dem 19. Jahrhundert findet sich ein Beitrag zu Erkenntnissen aus einer Längsschnittstudie mit Absolventen der Medizin über Karriereverläufe und Berufserfolg. Ein weiterer Beitrag beschäftigt sich mit psychologischen Karrierehindernissen und zeigt innere und äußere Barrieren im Berufsverlauf von Frauen auf. Schließlich geht es um Hierarchie und Konkurrenz in der Medizin, wobei in diesem Beitrag auch ein speziell in der Karriereplanung bewährtes Coaching-Modell vorgestellt wird.

Im zweiten Kapitel des Buches stehen die Befunde einer im Rahmen des Projektes durchgeführten Interviewstudie zu Berufsverläufen und Professionalisierungsstrategien von erfolgreichen Medizinerinnen im Mittelpunkt. Anhand exemplarischer Einzelfalldarstellungen werden die Berufswege ausgewählter Ärztinnen aus unterschiedlichen Tätigkeitsbereichen beschrieben und analysiert. Dabei wird herausgearbeitet, inwieweit sich die Anforderungen und Erfolgschancen in den verschiedenen Tätigkeitsbereichen und Fächern unterscheiden, welche Vereinbarkeitsbedingungen von Berufs- und Privatleben bestehen und welche Faktoren sich für den beruflichen Erfolg als förderlich erweisen.

Im dritten Kapitel des Handbuches finden sich schließlich praktische Informationen zur Planung der Fachärztinnenausbildung, zur Planung einer wissenschaftlichen Laufbahn und zur Praxisgründung bzw. Praxisübernahme, Informationen zu berufspolitischem Engagement, zu Mentoring, Coaching und Netzwerkbildung sowie zum beruflichen Wiedereinstieg und zur „Work-Life-Balance" bei Ärztinnen. Abgerundet wird das Buch durch eine Vorstellung der aktuellen Fördermöglichkeiten für Ärztinnen durch Stipendien, Mentoring-Programme, wissenschaftliche Forschungsprogramme etc. sowie durch eine Sammlung hilfreicher Kontaktadressen, Links und Literatur zu den angesprochenen Themen.

Die Interviewstudie: Wege zum beruflichen Erfolg

Ziel der Interviewstudie ist es, jungen Ärztinnen die Möglichkeit zu geben, von den Erfahrungen erfolgreicher Kolleginnen zu profitieren. Dazu wurden Ärztinnen mit bemerkenswerten Laufbahnen aus den Tätigkeitsbereichen Hochschule, Klinik, Praxis sowie aus alternativen Tätigkeitsbereichen zu ihren Berufsbiographien und persönlichen Erfolgsstrategien befragt. Dabei stellten sich im Einzelnen folgende Fragen: (a) Welche Strategien sind für Ärztinnen in einer häufig immer noch stark männlich dominierten Organisationskultur notwendig, um beruflich erfolgreich zu sein? (b) Welche Bedeutung haben in diesem Kontext Unterstützungsleistungen der Vorgesetzten und berufliche Netzwerke? (c) Wie kann es Medizinerinnen gelingen, Berufsarbeit und Familie so zu vereinbaren, dass ein beruflicher Aufstieg nicht behindert wird? Für die Interviewerhebung wurde das offene, leitfadenorientierte Experteninterview eingesetzt, das mit Elementen des narrativen biographischen Interviews kombiniert wurde. Zum einen wurden Medizinerinnen aus Facharztgebieten interviewt, die als besonders „männlich" gelten, wie die Chirurgie oder die Urologie. Zum anderen wurden Medizinerinnen aus solchen Fächern interviewt, die als „feminisiert" angesehen werden, wie z.B. die Gynäkologie oder die Psychotherapie. Anhand von zwölf exemplarischen Einzelfalldarstellungen werden die Berufswege von Ärztinnen aus den verschiedenen Tätigkeitsbereichen Klinik, Universität, Praxis sowie aus alternativen Tätigkeitsbereichen beschrieben und analysiert. Die Auswertung der Interviews orientiert sich an der Methode des ExpertInneninterviews (Meuser et al. 2002). Dabei wird herausgearbeitet, inwieweit sich die Anforderungen in den verschiedenen Fächern und Tätigkeitsbereichen unterscheiden und welche Vereinbarkeitsbedingungen von Berufs- und Privatleben bestehen. Dabei ist auch die Gestaltung des Verhältnisses zwischen dem beruflichen und privaten Lebensbereich (‚Work-Life-Balance') von Interesse (dazu ausführlicher vgl. Dettmer in Druck). Ein weiteres zentrales Anliegen der Auswertung ist die Analyse von Persönlichkeits- und Kontextfaktoren, die sich positiv auf den Berufserfolg der Ärztinnen auswirken.

Dabei stellen sich folgende personenbezogene Merkmale als besonders förderlich für den beruflichen Erfolg heraus:

- berufliche Zielklarheit
- hohes berufliches Selbstvertrauen
- Freude am Beruf
- hohes berufliches Engagement
- Karriereambitionen zeigen

- hohe Belastungsfähigkeit und Durchhaltevermögen
- Organisationsgeschick
- Teamfähigkeit und kommunikative Fähigkeiten

Ebenfalls als besonders förderlich erweisen sich folgende kontextbezogene Merkmale:

- Förderung durch Vorgesetzte
- funktionierendes berufliches Netzwerk
- Unterstützung des Partners/der Familie
- Transparenz der Karrierepfade und Organisationsstrukturen
- familienfreundliche Organisationskultur

Bei den erfolgsfördernden personenbezogenen Merkmalen ist ganz besonders die Bedeutung der 'beruflichen Zielklarheit', des 'hohen beruflichen Selbstvertrauens', der 'Freude am Beruf' und des 'hohen beruflichen Engagements' hervorzuheben. Die Kombination dieser Faktoren führte bei den befragten Ärztinnen zu hoher Arbeitsmotivation bzw. zu hohem beruflichem 'Commitment' und ermöglichte es ihnen, schwierige berufliche Phasen und hohe Belastungen durchzustehen, sich nicht entmutigen zu lassen und an ihren beruflichen Ambitionen festzuhalten (vgl. Dettmer in Druck).

Die Auswertungen zu den erfolgsfördernden kontextbezogenen Merkmalen zeigen deutlich, welche zentrale Bedeutung die Vorgesetzten für die berufliche Laufbahnentwicklung der Ärztinnen haben. Die Chefärzte/leitenden Oberärzte wirken nicht nur prägend auf die Organisationskultur der Kliniken sondern fungieren auch als „gatekeeper", indem sie Ärztinnen fördern und ihnen ermöglichen, weitere Qualifikationsstufen zu beschreiten. Ohne die Unterstützung von Vorgesetzten können Ärztinnen häufig trotz bester Leistungen und trotz Vorhandenseins aller erfolgsfördernden personenbezogener Merkmale nicht in höchste Positionen in der Klinik aufsteigen. Dies unterstreicht auch die Bedeutung organisationaler Rahmenbedingungen für die berufliche Entwicklung von Ärztinnen und macht die Notwendigkeit einer höheren Transparenz der

Karrierepfade und Organisationsstrukturen deutlich. Die Ergebnisse zu erfolgsfördernden kontextbezogenen Merkmalen weisen gleichzeitig auf weitere konkrete Möglichkeiten der Veränderung von Organisationsstrukturen mit Blick auf eine bessere Integration von Frauen in höhere und höchste Positionen hin (ausführlich dazu vgl. Dettmer in Druck).

Literatur

Abele-Brehm AE, Nitsche U (2002). Der Schereneffekt bei der beruflichen Entwicklung von Ärztinnen und Ärzten. *Deutsche Medizinische Wochenschrift*, 127, 2057-2062.

Autenrieth Ch, Chemnitzer K, Domsch M (1993). *Personalauswahl und -entwicklung von weiblichen Führungskräften.* Frankfurt, New York: Campus.

Baus M (1994). *Professorinnen an deutschen Universitäten. Analyse des Berufserfolgs.* Heidelberg: Asanger.

Bund-Länder-Kommission für Bildungsplanung und Forschungsförderung (2004). Frauen in der Medizin – Ausbildung und berufliche Situation von Medizinerinnen. *Materialien zur Bildungsplanung und zur Forschungsförderung*, (Heft 117). Verfügbar unter: http://www.blk-bonn.de/papers/heft117.pdf

Dettmer S, Kaczmarczyk G, Bühren A (in Druck). *Karriereplanung für Ärztinnen.* Berlin, Heidelberg, New York: Springer Verlag.

Dettmer S (in Druck). Wege zum beruflichen Erfolg – Karriereverläufe von Ärztinnen. In S. Dettmer, G. Kaczmarczyk, A. Bühren (Hrsg.), *Karriereplanung für Ärztinnen.* Berlin, Heidelberg, New York: Springer Verlag.

Dettmer S, Hoff E-H, Grote St, Hohner H-U (2003). Berufsverläufe und Formen der Lebensgestaltung von Frauen und Männern. In K. Gottschall, G. G. Voß (Hrsg.), *Entgrenzung von Arbeit und Leben. Zum Wandel der Beziehung von Erwerbstätigkeit und Privatsphäre im Alltag* (pp. 307-331). München, Mering: Rainer Hampp Verlag.

Kaczmarczyk G (in Druck). Planung einer wissenschaftlichen Karriere. In S. Dettmer, G. Kaczmarczyk, A. Bühren (Hrsg.), *Karriereplanung für Ärztinnen.* Berlin, Heidelberg, New York: Springer Verlag.

Kaczmarczyk G (2002). Chancengleichheit an Medizinischen Fakultäten und Universitätsklinika in Deutschland. Erstellt im Auftrag der *Kommission Klinika der Bundeskonferenz der Frauenbeauftragten und Gleichstellungsbeauftragten an Hochschulen.* Charité Universitätsmedizin Berlin, Campus Virchow-Klinikum.

Lind I (2004). Aufstieg oder Ausstieg? Karrierewege von Wissenschaftlerinnen, Ein Forschungsüberblick, *CEWS Beiträge Frauen in Wissenschaft und Forschung,* Bielefeld, 67-853.

Metz-Göckel S, Nyssen E (1990). *Frauen leben Widersprüche. Zwischenbilanz der Frauenforschung.* Weinheim, Basel: Juventus.

Meuser M, Nagel U (2002). ExperInneninterviews – vielfach erprobt, wenig bedacht. Ein Beitrag zur qualitativen Methodendiskussion. In: Bogner, A., Littig, B., und Menz, W. (Hg.), *Das Experteninterview. Theorie, Methode, Anwendung.* (pp. 71-93). Opladen: Leske und Budrich.

Sieverding et al. (in Druck). Psychologische Karrierehindernisse im Berufsweg von Frauen. In S. Dettmer, G. Kaczmarczyk, A. Bühren (Hrsg.), *Karriereplanung für Ärztinnen.* Berlin, Heidelberg, New York: Springer Verlag.

Sieverding M (1992). Berufskonzepte von Medizinstudierenden: Kongruenzen und Diskrepanzen zwischen Selbstkonzept, beruflichem Idealkonzept und Karrierekonzept. *Zeitschrift für Arbeits- und Organisationspsychologie,* 36, 157-166.

Babitsch, Birgit; Begenau, Jutta; Brixius, Klara; Busch, Jonas; Dohnke, Birte; Fuchs, Judith; Graß, Hildegard; Hamelberg, Susanne; Kaczmarczyk, Gabriele; Lagro-Janssen, Toine; Litschauer, Brigitte; Lohff, Brigitte; Oehlsen, Arne; Ruiz, Patricia; Schrader, Brigitte; Sosnowski, Maciej; Walter, Ulla; Zemp, Elisabeth; Regitz-Zagrosek, Vera: Integration von Gender in die medizinische Lehre – Ergebnisse eines europäischen Workshops

Die Adressen der hier genannten Expertinnen und Experten finden Sie in dem Autorinnen- und Autoren-Verzeichnis.

Kein Zweifel besteht bei Frauen- und Geschlechterforschern/-innen, dass es wichtig ist, Genderinhalte in die Hochschulausbildung zu integrieren. Während sich in den Sozial- und Humanwissenschaften eine Vielzahl von geschlechterbezogenen Veranstaltungen sowie die Gender Studies als eigenständiges Fach etabliert haben, zeichnet sich die Medizin bis dato durch eine weitgehend geschlechterneutrale Vermittlung der Lerninhalte aus (Lagro-Janssen 1999, Voß et al. 2004, Verdonk et al. 2005). Dies steht im Gegensatz zu dem vorhandenen Wissen, dass sich die Entstehung, Verteilung und Behandlung von Erkrankungen zwischen Frauen und Männern z.T. erheblich unterscheidet (vgl. u.a. Verbundprojekt 2001, Hurrelmann et al. 2002, Rieder et al. 2004, Kuhlmann et al. 2005). Auch wenn auf Seiten der Forschung noch zahlreiche Erkenntnislücken bestehen, fließt das vorhandene und wissenschaftlich gesicherte Wissen noch unzureichend in die Aus- und Weiterbildung von Ärzten/-innen ein. Die Kenntnis um geschlechterbezogene Unterschiede, wie z.B. die geschlechtsspezifischen Differenzen in der Symptomatik des Myokardinfarktes, ist jedoch grundlegend für eine angemessene und gute Versorgung der Patienten/-innen und muss zukünftig entsprechend in der medizinischen Lehre verankert sein.

Obgleich die Medizin bzw. das Medizinstudium von einer systematischen Verankerung geschlechtsspezifischer Fragestellungen noch weit entfernt ist, etabliert sich an medizinischen Hochschulen zunehmend die Frauen- und Geschlechterforschung (gender-based medicine) sowie die Berücksichtigung von Genderaspekten in der Lehre. Bei einer internationalen Betrachtung lassen sich in einzelnen Ländern und an einzelnen Hochschulen z.T. sehr umfangreiche Aktivitäten, die Kategorie „Geschlecht“ in die medizinische Lehre zu implementieren, finden. Diese können grundsätzlich in zwei Bereiche unterteilt werden, erstens die inhaltliche Entwicklung der Lehrinhalte im Sinne eines geschlechtersensiblen Curriculums (vgl. Voß et al. 2004, Association of Professors of Gynecology and Obstetrics 2005, Verdonk et al. 2005, Council of Ontario Faculties of Medicine 2005) und zweitens die strukturelle Einbettung in den Ablauf des Medizinstudiums (vgl. Verdonk et al. 2005, siehe auch die Berichte der Radboud University Nijmegen Medical Centre und der Medizinischen Universität Wien weiter unten). Die Entwicklung eines geschlechtersensiblen Curriculums setzt die Formulierung von allgemeinen und fächerspezifischen Lernzielen voraus, die in einen Gesamtrahmen zu integrieren sind. Hierdurch wird die systematische Einbindung geschlechterbezogener Fragestellungen in das gesamte Medizinstudium gewährleistet. Dies kann jedoch nur auf der Basis eines längerfristigen Diskussionsprozesses in den medizinischen Hochschulen unter Beteiligung der Fächer und der Universitätsleitung gelingen. Derzeit beschränkt sich die strukturelle Einbettung der genderbezogenen Lehraktivitäten meist auf das Angebot einzelner Lehrveranstaltungen mit einem ausgewiesenen Geschlechterbezug. Eine solche Fokussierung ist jedoch als eine gute Möglichkeit anzusehen, Interesse für die Thematik zu wecken, erste Akzente zu setzen und so nicht selten einen Startpunkt für weitere geschlechtsspezifischer Aus- und Weiterbildungsangebote zu markieren, mit dem Ziel eine selbstverständliche Integration geschlechterbezogener Aspekte in der Medizin zu erreichen.

Workshop „Gender in der medizinischen Lehre“

Das Zentrum für Geschlechterforschung in der Medizin (GiM) an der Charité – Universitätsmedizin hat bereits verschiedene Aktivitäten begonnen, Gender in die Lehre zu implementieren. Vor diesem Hintergrund wurde am 20. Oktober 2005 ein Workshop „Gender in der medizinischen Lehre“ veranstaltet, an dem sich Experten und Expertinnen aus Deutschland und verschiedenen europäischen Ländern beteiligten. Die Ziele des Workshops waren:

1. Initiierung und Intensivierung des Austausches über bereits vorhandene und geplante gender-bezogene Aktivitäten in der Lehre an der jeweiligen Hochschule

2. Festlegung von Inhalten für ein gender-bezogenes Curriculum
3. Entwicklung von Strategien zur Implementierung von Gender-Inhalten in die medizinische Ausbildung
4. Aufbau eines Netzwerkes zur Implementierung von „Gender in der medizinischen Lehre".

Insgesamt nahmen 18 Experten/-innen aus neun Hochschulen teil (Medizinische Hochschule Hannover; Universitätsklinikum Schleswig-Holstein, Campus Lübeck; Universität Nijmegen; Medizinische Universität Wien; Universität Basel; Medical University of Silesia, Katowice; Deutsche Sporthochschule Köln; Universitätsklinikum Düsseldorf und Charité – Universitätsmedizin Berlin). Im ersten Teil des Workshops wurden die bereits erfolgten Aktivitäten an den jeweiligen Hochschulen vorgestellt und dann anschließend in zwei Arbeitgruppen die Themen „Entwicklung eines geschlechtsspezifischen Curriculums" und „Rahmenbedingungen für die Integration von Gender in die medizinische Ausbildung" vertiefend diskutiert.

Bisherige Aktivitäten an den Hochschulen

In den Beiträgen wurde sichtbar, dass der Trend an den deutschen medizinischen Hochschulen dahin geht, Lehrveranstaltungen mit einem ausgewiesenen Geschlechterbezug zu entwickeln. Beispiele für Lehrveranstaltungen sind: „Geschlechterunterschiede in der Pathophysiologie kardiovaskulärer Erkrankungen" (Universität Köln), „Does Gender really matter? Die Bedeutung von Gender-Unterschieden für die medizinische Versorgung" und „Ist gesundheitsbewusstes Verhalten unmännlich? - Geschlechterunterschiede in gesundheitsrelevantem Verhalten" (Charité – Universitätsmedizin Berlin). An anderen Hochschulen sind entsprechende Angebote derzeit in Vorbereitung (Universitätsklinikum Düsseldorf).

Am Campus Lübeck des Universitätsklinikums Schleswig-Holstein wird seit dem Sommersemester 2004 ein Wahlfach zu „Gender in der Medizin" mit Beteiligung der unterschiedlichen Fächer durchgeführt. Das Wahlfach ist scheinpflichtig und kann von den Studierenden aller Semester besucht werden. Die Erfahrungen zeigen, dass je früher die Studierenden das Wahlfach in ihrem Studium besuchen, desto häufiger fordern sie geschlechtsspezifisches Wissen in den höheren Semestern ein.

Gleichzeitig konnte eine kontinuierliche Teilnahme von Studierenden an den gender-bezogenen Wahlfachveranstaltungen festgestellt werden, was eindeutig auf ein bestehendes Interesse der Studierenden an Fragestellungen der Frauen- und Geschlechterforschung verweist. Zu diesem Ergebnis kommt auch die Evaluation des Wahlfaches.

Die Medizinische Hochschule Hannover hat durch die Förderung seitens des Niedersächsischen Ministeriums für Wissenschaft und Kultur durch das Maria Goeppert Mayer Programm zwei international ausgeschriebene Gastprofessuren für Frauen- und Geschlechterforschung in der Medizin im Wintersemester 2002/2003 und im Sommersemester 2005 einrichten können. Derzeit werden in verschiedenen Fächern (u.a. Prävention, Anästhesiologie) Unterrichtseinheiten zu Gender entwickelt und evaluiert. Innerhalb des regulären Studiums werden Aspekte aus der „gender-based medicine" in Form eines regulären Wahlpflichtfaches und im Rahmen des Pflichtkurses „Geschichte, Theorie und Ethik" thematisiert. Darüber hinaus wird im Wintersemester 2006/2007 eine internationale Veranstaltungsreihe zu „Gender Medicine" angeboten. Durch die in diesem Rahmen bereits angebotenen Lehrveranstaltungen konnte die Sensibilität der Wissenschaftler/-innen und der Studierenden für theoretische aber auch klinische Aspekte der „gender-based medicine" gezielt gefördert werden.

An der Charité – Universitätsmedizin Berlin wurde zudem eine Bestandsaufnahme zur Integration von geschlechtsspezifischen Inhalten in der Lehre durchgeführt (Juni 2005), Befragt wurden die Professoren/-innen, die Lehrkoordinatoren/-innen und die Dozenten/-innen mit dem Ziel, die vorhandenen Lehraktivitäten zum Thema Gender sichtbar zu machen und zu bündeln. Des Weiteren wurde mit dem Wintersemester 2005/2006 begonnen, eine regelmäßig stattfindende Ringvorlesung im Themenfeld Gender und Medizin zu etablieren.

Über die Entwicklung von Lehrinhalten im Sinne eines geschlechtsspezifischen Curriculums konnten vor allem die Expertinnen aus dem Ausland berichten. An der Radboud University Nijmegen Medical Centre wurde von 1998 bis 2000 das „Nijmegen Project" durchgeführt. Ziele des Projektes waren:

1. eine Gender-bezogene Analyse des Curriculums hinsichtlich Sprache, Kontext und Inhalt und
2. die Entwicklung von Kriterien für ein gender-spezifisches Curriculum.

Als inhaltliche Kriterien wurden festgelegt, dass die Studierenden befähigt werden, geschlechtsspezifische Unterschiede bei folgenden Aspekten/Bereichen zu erkennen und zu erklären, wie u. a. Kommunikation, Lebensphasen, koronare Herzerkrankung, psychiatrische Erkrankungen und Gewalt. Darüber hinaus wurde eine Lehrveranstaltungsstruktur definiert, die vorschreibt, dass Studierende in mindestens 6 bis 8 Kursen zu geschlechterbezogenen Inhalten ausgebildet werden müssen. Neben der gemeinsamen Entwicklung der Lehrinhalte mit den jeweiligen Fächern wurde eine Materialsammlung mit geschlechtsspezifischen Lehrmaterialien aufgebaut und ein 4-wöchiger Kurs zu „Gender, Sexualität und Ethnizität" entwickelt. Als Implementierungsstrategie wurde erfolgreich auf top-down und bottom-up-Prozesse gesetzt. So wurden das Projekt und die Ziele des Projektes schriftlich durch den Dekan unterstützt. Gleichzeitig entstand eine studentische Arbeitsgruppe, die relevante geschlechtsspezifische Aspekte für die medizinische Lehre entwickelte. Die Lehrenden nahmen an einem Kurs zu „gender-specific medicine" teil und ihnen standen über eine Webseite („center of knowledge") umfangreiche geschlechtsspezifische Lernmaterialien zur Unterstützung ihrer Lehraufgaben zur Verfügung.

Auch an der Medizinischen Hochschule Wien wurden verschiedene Aktivitäten initiiert, um Gender in die medizinische Lehre zu implementieren. Durch die Neufassung des Studienplans ergab sich hier die Möglichkeit, geschlechtsspezifische Lehrinhalte zu implementieren. Eine hierzu gebildete Arbeitsgruppe „Gender-Lehre" entschied sich für eine Integration von Women's Health und „gender-based medicine" in das Gesamtcurriculum und gegen die Entwicklung eines eigenen Faches. Allgemeines Ausbildungsziel des Medizin Curriculum Wien ist die „wissenschaftliche Vorbildung für den ärztlichen Beruf in allen Fachrichtungen" einschließlich der Vermittlung von „Wissen über geschlechtsspezifische Unterschiede, sowie Fähigkeiten mit diesen Unterschieden praktisch umzugehen". Vor diesem Hintergrund wurde der interdisziplinäre Schwerpunkt Geschlechterforschung im neuen Curriculum mit dem Ziel verankert, „Wissen über geschlechtsspezifische Unterschiede bei der Ausprägung dringlicher bzw. exemplarischer Krankheitsbilder, deren biologische, klinische und sozialwissenschaftliche Grundlagen" zu vermitteln. Diese Lerninhalte werden integriert im Pflichtcurriculum sowie im Rahmen von Wahlpflichtfächern und freien Wahlfächern vermittelt. Des Weiteren sind die Studierenden berechtigt, in diesen Themengebieten Diplomarbeiten zu verfassen. Derzeit wird in der Studieneingangsphase (Block 1) eine Vorlesung „Gender in der Medizin" und freie Wahlfächer in Form von Ringvorlesungen zu verschiedenen Themen, wie u.a. Gender-Aspekte von Herz-Kreislauf-Erkrankung, (Trans)Gender und (Trans)Sexualität und Gewalt im Lebenszyklus von Frauen angeboten. Alle diese Aktivitäten zur Implementierung von Gender in der Lehre gehen im Wesentlichen von der Stabsstelle Gender Mainstreaming und der darin eingerichteten Arbeitsgruppe „Gender-Lehre" aus.

An der Universität Basel werden in unterschiedlichen Phasen des Medizinstudiums Lehrveranstaltungen mit explizitem Gender-Bezug angeboten. Im ersten Jahreskurs findet eine einführende Vorlesung „Gender und Gesundheit" statt. Zudem hat im Rahmen eines mehrwöchigen Themenblockes im ersten Jahr ungefähr ein Fünftel von rund 40 Themen, welche den Studierenden für eine obligatorische Seminararbeit vorgelegt werden, eine geschlechterbezogene Fragestellung. Auch in den späteren Jahreskursen finden sich Lehr- und Veranstaltungsangebote mit explizitem Gender-Bezug, wie die Vorlesung „Frauengesundheit: Konzepte und Epidemiologie", welche den Themenblock „Reproduktion" einleitet, oder weitere Vorlesungen mit geschlechtsspezifischer Wissensvermittlung. Im sechsten Studienjahr findet eine Veranstaltungsreihe statt, in welcher mehrere Seminare mit genderbezogenen Themen angeboten werden, z.B. „Gender und Alter(n)", „Der kleine Unterschied in der Gesundheit", „Mainstream = Malestream?". Die unterschiedlichen Aktivitäten werden vorwiegend vom Institut für Sozial- und Präventivmedizin aus bestritten oder organisiert und sind Teil der Lehraktivitäten, welche im Hinblick auf eine Professur Frauengesundheits- und Geschlechterforschung in der Medizin aufgenommen wurden. Das universitäre Ressort Chancengleichheit unterstützt zudem Ringvorlesungen, die die Geschlechteridentität in der ärztlichen Berufsausübung explizit zum Thema machen.

Ergebnisse der Diskussion in den Arbeitsgruppen

Im Folgenden werden die wesentlichen Ergebnisse der beiden Arbeitsgruppen vorgestellt.

Arbeitsgruppe „Entwicklung eines geschlechtsspezifischen Curriculums"

In der ersten Arbeitsgruppe wurde entlang der folgenden vier zentralen Fragen das Thema „Entwicklung eines geschlechtsspezifischen Curriculums" diskutiert:

1. Wie müsste ein geschlechtsspezifisches Curriculum ausgestaltet sein? Welche Themen sind zwingend erforderlich, welche eher fakultativ?
2. In welchem Verhältnis sollten biologische und soziale Geschlechterdifferenzen im Curriculum stehen? Wie können Inhalte, die eher auf das soziale Geschlecht fokussieren, in das medizinische Curriculum integriert werden?
3. In welchem Umfang sollten „Gender-Veranstaltungen" als eigenständige Veranstaltungen bzw. als in vorhandene Lehrveranstaltungen integrierte Veranstaltungen angeboten werden?
4. Können (allgemeine) gender-bezogene Lehr-/Lernziele für das Medizinstudium/einzelne Fächer formuliert werden? Ist eine solche Vorgehensweise sinnvoll; mit welchen Vor- und Nachteilen ist sie versehen?

Als Ergebnis der Arbeitsgruppe wurde festgehalten, dass bei der Entwicklung eines geschlechtsspezifischen Curriculums alle medizinischen Fächer einzubeziehen sind, da „sex" und „gender" für alle Fachgebiete von Bedeutung sind. Zur Bestimmung der Lerninhalte werden verschiedene Zugänge als sinnvoll erachtet:

- die Definition von Kernkompetenzen und sich daraus ergebender Lernziele, die sowohl fächerübergreifend als auch fachspezifisch sein können,
- die Berücksichtigung von Informationsbedürfnissen der Studierenden sowie

- die Einbeziehung der Forschung (z. B. Präsentation von geschlechterbezogenen Ergebnissen).

Für die Bestimmung von gender-bezogenen Inhalten im Curriculum sind vier Ebenen zu unterscheiden: Einstellungen („attitudes"), Wissen („knowledge"), Fähigkeiten („skills") und Engagement („commitment"). Um eigene geschlechterbezogene Einstellungen zu erkennen, sollte das Medizinstudium mit einer Veranstaltung beginnen, in der die eigenen Geschlechterrollen thematisiert und reflektiert werden. Durch die Präsentation von geschlechtsspezifischen Stereotypen wird ein kritischer Blick auf die Geschlechterrollen möglich. Die Vermittlung von Wissen über geschlechterbezogene Unterschiede und ihre Bedeutung für die Tätigkeit als Arzt/Ärztin ist ein wichtiger Bestandteil in der medizinischen Lehre. Darüber hinaus müssen die Studierenden die Fähigkeit erlernen, sich in der Kommunikation des Geschlechts der eigenen und der anderen Person bewusst zu werden sowie geschlechter-angemessen körperliche Untersuchungen durchzuführen zu können. Die Entwicklung von Engagement in der praktischen Arbeit (eine gute Ärztin/ein guter Arzt sein) und in der Forschung (gute Wissenschafterin/guter Wissenschaftler sein) erfordert die Einbeziehung der Gender-Perspektive.

Übereinstimmung bestand darin, dass in der medizinischen Lehre sowohl biologische („sex") als auch soziale bedingte Unterschiede („gender") zwischen den Genusgruppen einbezogen werden müssen. Während die biologischen Unterschiede für viele Lehrende auf der Hand liegen, müssen Lehrende für sozial bedingte Geschlechterunterschiede und damit zusammenhängende Fragestellungen häufig erst sensibilisiert werden. Damit kann es sinnvoll sein, im einem ersten Schritt mit biologisch bedingten Unterschieden zwischen Frauen und Männern zu beginnen und sukzessive die soziale Dimension in die Lehre zu integrieren, da eine Begrenzung auf die Kategorie „sex" Geschlechterunterschiede in der Medizin nur unzureichend abdeckt. Weitergehend ist eine Klärung der Begriffe „sex" und „gender" dringend erforderlich, da in der Medizin ein sehr unterschiedlicher Gebrauch dieser Begriffe besteht, diese häufig sogar synonym verwendet werden.

Eine Grundvoraussetzung für die Vermittlung von genderbezogenen Lehrinhalten ist auch, dass auch die Lehrenden über ein entsprechendes

Basiswissen verfügen. Dazu gehört die Kenntnisse, um Unterschiede in der Definition von „sex“ und „gender“ sowie um die Bedeutung von „sex“/„gender“ für die Entstehung, den Verlauf, die Diagnose und die Therapie von Erkrankungen. Ein entsprechendes Angebot von Weiterbildungen muss daher entwickelt werden, um Lehrende für geschlechtsspezifische Fragestellungen zu sensibilisieren. Zur Ermittlung von Lehrinhalten kann es hilfreich sein, wenn die Fachvertreter/-innen folgende Fragen beantworten: Gibt es geschlechtsspezifische Unterschiede in der Ätiologie, in der Diagnostik und der Diagnose, in der Therapie, in der Epidemiologie, in der Prävention und in der Rehabilitation? In die Lehre sollten diese Erkenntnis dann integriert werden.

Arbeitsgruppe „Rahmenbedingungen für die Integration von Gender in die medizinische Ausbildung“

Die zweite Arbeitsgruppe diskutierte anhand der folgenden vier Leitfragen, welche Rahmenbedingungen für die Integration von Gender in die medizinische Lehre erforderlich sind:

1. Wie kann ein geschlechtsspezifisches Curriculum in die Strukturen des Medizinstudiums realistisch und nachhaltig eingebettet werden? Welche Möglichkeiten gibt es, mit welchen Vor- und Nachteilen sind sie verbunden?
2. Welche Schritte sollen/können/müssen unternommen werden, um die Rahmenbedingungen herzustellen?
3. Welche Netzwerke innerhalb der Hochschule und hochschulübergreifend könnten genutzt bzw. müssen gebildet und etabliert werden?
4. Ist eine Fort- und Weiterbildung bei den Lehrenden erforderlich und wenn ja in welcher Weise?

In der Diskussion wurde herausgearbeitet, dass es sich bewährt, sowohl bottom-up- als auch top-down-Strategien zu nutzen. So hat es sich laut Erfahrung einiger Experten/-innen als günstig erwiesen, gezielt Kollegen/-innen aus den einzelnen Fächern anzusprechen und in den Prozess der Entwicklung gender-bezogener Lehrinhalte einzubeziehen (bottom-up-Strategie). Gleichzeitig ist diese mit einer top-down-Strategie zu verbinden, indem die Hochschulleitung diesen Entwicklungsprozess aktiv unterstützt.

Eine Grundvoraussetzung ist es, den Ist-Zustand der jeweiligen Hochschule hinsichtlich der schon vorhandenen Aktivitäten (z.B. Lehrangebote) und der beteiligten Akteure zu kennen. Zwei Methoden zur Erfassung bzw. Beschreibung des Ist-Zustandes sind hierfür gut geeignet: Erstens liefern Befragungen der Lehrenden und Studierenden Erkenntnisse über die Thematisierung von Gender in der Lehre. Zweitens gibt die Prüfung von Lernzielen und ausgeschriebenen Hausarbeitsthemen sowie Wahlfächern einen Überblick über den aktuellen Stand der Integration von Genderinhalten.

Darüber hinaus wird die Formulierung von Lernzielen sowie das Angebot von Hausarbeiten und Wahlfächern als wichtige Möglichkeit betrachtet, Gender nachhaltig in die medizinische Lehre zu integrieren. Die Studierenden sollten früh im Studium, möglichst schon zu Beginn des Studiums, mit geschlechtsspezifischen Fragestellungen in Berührung kommen.

Ausblick

Die Initiativen im In- und Ausland zeigen, wie wichtig es für die Implementierung von Gender in die medizinische Lehre ist, einen konzeptionellen Rahmen zu entwickeln, welcher sowohl inhaltliche (z.B. Lernziele) als auch strukturelle Aspekte (z.B. Lehrveranstaltungsform, Prüfungsrelevanz) einschließt. Nur wenigen Hochschulen ist es allerdings bisher gelungen, ein geschlechtersensibles Curriculum zu entwickeln. In welchem Umfang geschlechtsspezifische Aspekte in der Lehre integriert sind, lässt sich weder für Deutschland noch international bis dato abschätzen. Aufgrund der Strukturen der medizinischen Ausbildung, der weitgehenden Geschlechterblindheit der Hochschulmedizin und der Erfahrungen verschiedener Hochschulen ist zu erwarten, dass sich eine Veränderung der Lehrinhalte nur Schritt für Schritt erreichen lässt (vgl. auch Verdonk et al. 2005). Dies betrifft sowohl die inhaltliche als auch die strukturelle Entwicklung.

Ein wichtiger Schritt hierfür ist der Austausch zwischen den Akteuren/-innen, die an den Prozessen der Implementierung von Genderinhalten in der medizinischen Lehre beteiligt sind. Hierdurch können Synergieeffekte erzielt, die an den jeweiligen Hochschulen eingeleiteten Prozesse verstetigt und zur langfristigen Vernetzung beigetragen werden. Der durchgeführte Workshop konnte diesbezüglich einen wichtigen Beitrag leisten und wurde von allen Beteiligten als Erfolg versprechender Auftakt beurteilt. Er zeigte, dass zwischen den Hochschulen viele Gemeinsamkeiten – trotz zum Teil unterschiedlicher Ausbildungsstrukturen – bestehen. Übereinstimmend wurde von den Experten/-innen eine top-down und eine bottom-up-Strategie zur Implementierung von Gender in die medizinische Lehre favorisiert. Von besonderer Bedeutung ist es, einen konzeptuellen Rahmen für die Entwicklung von geschlechtsspezifischen Lerninhalte bzw. Lernzielen zu entwickeln, diesen in der Diskussion mit den Fächern zu konkretisieren und nach gemeinsamen Wegen der Implementierung zu suchen. Des Weiteren ist anzustreben, möglichst früh in das Medizinstudium gender-bezogene Lerninhalte zu integrieren, um eine Sensibilisierung der Studierenden für geschlechtsspezifische Fragestellungen zu erreichen. Hierbei sollte neben der Vermittlung kognitiver Lerninhalte auch die eigene Geschlechterrolle und deren Bedeutung für die Ausübung des Berufes als Arzt/Ärztin thematisiert werden.

Für eine nachhaltige Implementierung von Gender in der Lehre wird entscheidend sein, ob es zum einen gelingt, ein geschlechterbezogenes Curriculum zu entwickeln und in der medizinischen Lehre zu verankern. Zum anderen müssen gender-bezogenen Lehrveranstaltungen als Regelveranstaltungen des Medizinstudiums angeboten werden, die auch zum Erwerb von Leistungsnachweisen führen. Hierzu liegen verschiedene Modelle an den jeweiligen Hochschulen vor. Für Deutschland wie auch für Österreich bietet die neue Approbationsordnung mit dem Angebot von Wahlpflichtfächern eine gute Möglichkeit, die aber nur im Zusammenspiel mit der Integration von Gender-Inhalten in die Regelveranstaltungen zum Erfolg führen wird. Dies schließt auch eine kritische Evaluation vorhandener Lehr-/Lernmaterialien hinsichtlich ihrer Geschlechterangemessenheit mit ein (vgl. auch Voß et al. 2004, Verdonk et al. 2005). Allerdings stellen die durch die Approbationsordnung festgelegten Rahmen eine nicht zu vernachlässigende Herausforderung bei der Implementierung geschlechterbezogener Inhalte dar. Damit verbundene Hindernisse scheinen aber durch interdisziplinäre Zusammenarbeit sowie eine enge Kooperation zwischen Hochschulleitung und den Fächern überwindbar.

Literatur

Association of Professors of Gynecology and Obstetrics (APGO) (2005). Women's Health Care Competencies for Medical Students. Taking Steps to Include Sex and Gender Differences in the Curriculum. Maryland. Retrieved from: www.apgo.org/wheocomp.

Council of Ontario Faculties of Medicine (responsible: Undergraduate Education Committee and Gender Issues Committee) (2005). Gender and Health Collaborative Curriculum Project.

Hurrelmann K, Kolip P (Hrsg.) (2002). *Geschlecht, Gesundheit und Krankheit.* Bern: Hans Huber Verlag.

Kuhlmann E, Kolip P (2005). *Gender und Public Health. Grundlegende Orientierungen für Forschung, Praxis und Politik.* Weinheim, München: Juventa Verlag.

Lagro-Janssen T (1999). Developments in the Field of Women's Studies Medicine. *The European Journal of Women's Studies,* 6(4), 487-500.

Rieder A, Lohff B (Hrsg.) (2004). *Gender Medizin. Geschlechtsspezifische Aspekte für die klinische Praxis.* Wien: Springer.

Verbundprojekt zur gesundheitlichen Situation von Frauen in Deutschland (2001). *Untersuchung zur gesundheitlichen Situation von Frauen in Deutschland. Eine Bestandsaufnahme unter Berücksichtigung der unterschiedlichen Entwicklung in West- und Ostdeutschland.* Bundesministerium für Familie, Senioren, Frauen und Jugend (Hrsg.). Schriftenreihe Band 209. Stuttgart: Verlag W. Kohlhammer.

Verdonk P, Mans LJM, Lagro-Janssen T (2005). Integrating gender into a basic medical curriculum. *Medical Education,* 39, 1118–1125.

Voß A, Lohff B (2004). Die Kategorie Geschlecht und die daraus resultierenden Anforderungen an die medizinische Ausbildung. *Wien Med Wochenschr,* 154,(17–18), 395–403.

Die Autorinnen und Autoren

Dr. Birgit **Babitsch**, MPH
Zentrum für Geschlechterforschung in der Medizin
Charité – Universitätsmedizin Berlin
Luisenstraße 65
D - 10117 Berlin
Germany
Email: birgit.babitsch@charite.de

Dr. Jutta **Begenau**
Zentrum für Human- und Gesundheitswissenschaften
Institut für Medizinische Soziologie
Charité – Universitätsmedizin Berlin
Luisenstraße 57
D - 10117 Berlin
Germany
Email: jutta.begenau@charite.de

PD Dr. Klara **Brixius**
Abteilung für Molekulare und Zelluläre Sportmedizin
Deutsche Sporthochschule Köln
Carl-Diem-Weg 6
D - 50927 Köln
Germany
Email: brixius@dshs-koeln.de

Jonas **Busch**
Center for Cardiovascular Research (CCR)
Charité – Universitätsmedizin Berlin
Hessische Straße 3-4
D – 10115 Berlin
Germany
Email: jonas_b17@yahoo.com

Dr. Susanne **Dettmer**
Charité Campus Virchow Klinikum
Lehrgebäude, Forum 3
BMBF-Projekt „Karriereplanung für Ärztinnen"
Augustenburger Platz 1
D - 13353 Berlin
Germany
Email: susanne.dettmer@charite.de

Dr. Birte **Dohnke**
Zentrum für Geschlechterforschung in der Medizin
Charité – Universitätsmedizin Berlin
Luisenstraße 65
D - 10117 Berlin
Germany
Email: birte.dohnke@charite.de

Prof. Dr. Duska **Dragun**
Medizinische Klinik mit Schwerpunkt Nephrologie
Charité – Universitätsmedizin Berlin
Luisenstraße 6-8
D - 10117 Berlin
Germany
Email: duska.dragun@charite.de

Jeanette **Fleisch**
Institut für klinische Pharmakologie
Klinikum Wuppertal
Universität Witten/Herdecke
Heusnerstraße 40
D - 42283 Wuppertal
Germany
Email: 4Fleisch@gmx.de

Dr. Judith **Fuchs**
Zentrum für Geschlechterforschung in der Medizin
Charité – Universitätsmedizin Berlin
Luisenstraße 65
D - 10117 Berlin
Germany
Email: judith.fuchs@charite.de

Prof. Dr. med. Edeltraut **Garbe**
Professor of Clinical Pharmacology
Institute of Clinical Pharmacology
Charité – University Medicine Berlin
Schumannstraße 20 / 21
D - 10117 Berlin
Germany
Email: edeltraut.garbe@charite.de

PD Dr. Hildegard **Graß**
SP Frauen- und Geschlechterforschung
Institut für Rechtsmedizin
Universitätsklinikum Düsseldorf
Moorenstraße 5
D - 40225 Düsseldorf
Germany
Email: hildegard.grass@med.uni-duesseldorf.de

Susanne **Hamelberg**
MultiMedia Centrum (MMC), Projektgruppe eLearning
Institut für Mikrobiologie und Hygiene
Charité – Universitätsmedizin Berlin
Dorotheenstraße 96
D - 10117 Berlin
Germany
Email: susanne.hamelberg@charite.de

Dörte **Huscher**

Deutsches Rheuma-Forschungszentrum
Epidemiologie
Schumannstr. 21/22
D - 10117 Berlin
Germany
Email: Huscher@drfz.de

Prof. Dr. med. Dr. rer. nat. Hans-Georg **Joost**

Deutsches Institut für Ernährungsforschung (DIFE) Potsdam-Rehbrücke
Arthur-Scheunert-Allee 114-116
D - 14558 Nuthetal
Germany
Email: joost@mail.dife.de

Prof. Dr. Gabriele **Kaczmarczyk**

Health & Society, International Gender Studies Berlin
Charité – Universitätsmedizin Berlin
Augustenburger Platz 1
D - 13353 Berlin
Germany
Email: gabriele.kaczmarczyk@charite.de

Prof. Dr. med., Dipl.-Chem. Gottfried **Kreutz**

Gruppe Internationale Arzneimittelfragen
Bundesministerium für Gesundheit und Soziale Sicherung
Am Propsthof 78A
D - 53121 Bonn
Germany
Email: Gottfried.Kreutz@BMGS.BUND.DE

Prof. Dr. Toine **Lagro-Janssen**
Dept. General Practice and Social Medicine
Faculty of Medical Sciences
University of Nijmegen
Postbox 9101 – 229
NL - 6500 HB Nijmegen
The Netherlands
Email: A.Lagro-Janssen@hag.umcn.nl

Ass. Prof. Dr. Brigitte **Litschauer**
Stabsstelle Gender Mainstreaming
Medizinische Universität Wien
Spitalgasse 23
A - 1090 Wien
Austria
Email: brigitte.litschauer@meduniwien.ac.at

Prof. Dr. Brigitte **Lohff**
Abteilung Geschichte, Ethik und Philosophie der Medizin
Medizinische Hochschule Hannover (MHH)
Carl-Neuberg-Straße 1
D - 30625 Hannover
Germany
Email: lohff.brigitte@mh-hannover.de

Prof. Dr. Ulrike **Maschewsky-Schneider**
Institut für Gesundheitswissenschaften, Gesundheitssoziologie
Technische Universität Berlin
Ernst Reuter Platz 7
D - 10587 Berlin
Germany
Email: ums@ifg.tu-berlin.de

Arne **Oehlsen**
Prodekanat für Studium und Lehre, CCM, Projekt ELWIS-MED
Charité - Universitätsmedizin Berlin
Schumannstr. 20-21
D - 10117 Berlin
Germany
Email: arne.oehlsen@charite.de

Prof. Dr. Margaret Forney **Prescott**
Cardiovascular and Metabolic Clinical Research and Development
Novartis Pharmaceuticals
One Health Plaza
East Hanover
New Jersey 07936
USA
Email: margaret.prescott@novartis.com

Prof. Dr. med. Vera **Regitz-Zagrosek**
Center for Cardiovascular Research (CCR)
Charité - Universitätsmedizin Berlin
Hessische Str. 3-4
D - 10115 Berlin
Germany
Email: vera.regitz-zagrosek@charite.de, vrz@dhzb.de

PD Dr. Gabriela **Riemekasten**
Medizinische Klinik mit Schwerpunkt Rheumatologie und Klinische Immunologie
Charité Universitätsmedizin Berlin
Luisenstraße 10-11
D - 10117 Berlin
Germany
Email: gabriela.riemekasten@charite.de

Prof. Dr. Patricia **Ruiz**
Center for Cardiovascular Research (CCR)
Dep. Vertebrate Genomics
Charité – Universitätsmedizin Berlin
Hessische Str. 3-4
D - 10115 Berlin
Germany
Email: patricia.ruiz@charite.de

Prof. Dr. Marianne **Schrader**
Universitätsklinikum Schleswig-Holstein
Campus Lübeck
Klinik Plastische Chirurgie
Ratzeburger Allee 160
D - 23538 Lübeck
Germany
Email: marianne.schrader@medinf.mu-luebeck.de

Dr. George **Sopko**, M.D., M.P.H.
Division of Heart and Vascular Diseases
National Heart, Lung, and Blood Institute
National Institutes of Health
6701 Rockledge Drive, MSC 7940
Bethesda, MD 20892-7940
USA
Email: sopkog@nih.gov, sopkog@nhlbi.nih.gov

Prof. Dr. Maciej **Sosnowski**
3rd Division of Cardiology
Medical University of Silesia
Ziolowa Street 47
PL 40-635 Katowice
Poland
Email: maciej.sosnowski@gmail.com

Dr. Marco **Stramba-Badiale**

Marco Stramba-Badiale, M.D., Ph.D.

Department of Cardiology

IRCCS Istituto Auxologico Italiano

Via Spagnoletto, 3

I - 20149 Milan

Italy

Email: stramba_badiale@auxologico.it

Prof. Dr. med. Petra **Thürmann**

Philipp-Klee-Institut für Klinische Pharmakologie; Klinikum Wuppertal GmbH

Institut für klinische Pharmakologie

Klinikum Wuppertal

Universität Witten/Herdecke

Heusnerstraße 40

D - 42283 Wuppertal

Germany

Email: pthuermann@wuppertal.helios-kliniken.de

Prof. Dr. Ulla **Walter**

Medizinische Hochschule Hannover

Stiftungslehrstuhl Prävention und Rehabilitation in der System- und Versorgungsforschung

Abteilung Epidemiologie, Sozialmedizin und Gesundheitssystemforschung

OE 5410

D - 30623 Hannover

Germany

Email: walter.ulla@mh-hannover.de

Bettina **Winzen**
Department of Neuropathology
University of Bonn
Medical Center, Bonn
Sigmund-Freud-Straße 25
D - 53105 Bonn
Germany
Email: bettina.winzen@web.de

PD Dr. Elisabeth **Zemp Stutz**
Institut für Sozial- und Präventivmedizin
Universität Basel
Abt. Frauen, Geschlecht und Gesundheit
Steinengraben 49
CH 4051 Basel
Switzerland
Email: Elisabeth.Zemp@unibas.ch

Verzeichnis der Abbildungen

Verzeichnis der Tabellen

MIX
Papier | Fördert gute Waldnutzung
FSC® C083411

Kolibri 360 GmbH
Ferdinand-Jühlke-Straße 7
99095 Erfurt, Deutschland
produktsicherheit@kolibri360.de

Druck:
CPI Druckdienstleistungen GmbH
im Auftrag der
Kolibri 360 GmbH
Ferdinand-Jühlke-Str. 7
99095 Erfurt